KERSTIN WENDT

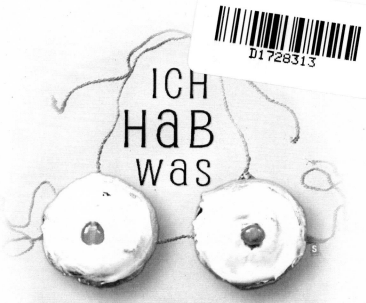

ICH
HAB
WAS
MACHEN
LASSEN

BE
Best Entertainment

Lizenzausgabe des Belle Époque Verlags, Dettenhausen, mit freundlicher Genehmigung der Autorin.

Lektorat 1. Durchgang: Susan Liliales;
Lektorat 2. Durchgang: Paula Herzbluth;
Korrektorat: www.sks-heinen.de
Innenlayout und Schriftsatz: Hans-Jürgen Maurer
Covergestaltung: www.sturmmöwen.at;
Covermotiv: Shutter-stock.com

Herstellung: Custom Printing, Warszawa, Polen

ISBN: 978-3-96698-220-7

Vorwort

Tut eine Brustverkleinerung eigentlich sehr weh?
Was kommt bei einer Schönheits-OP auf mich zu?
Wie finde ich den richtigen Beauty-Doc?

Diese und viele andere Fragen rund um die plastisch-ästhetische Chirurgie stellten sich der Autorin, als sie darüber nachdachte, ihren Busen und den Bauch straffen zu lassen. Und überhaupt – war es vielleicht doch eine Schnapsidee, an sich rumschnippeln zu lassen? So was machen schließlich nur Promis oder oberflächliche Menschen, die Probleme mit dem Älterwerden haben.

Die Entscheidung für den großen Eingriff ist Kirsten Wendt nicht leichtgefallen, obwohl sie seit Jahren unter starken Rücken- und Schulterschmerzen litt und sich in ihrer Haut nicht mehr wohlfühlte. Der Gang zum Schönheitschirurgen ist mit Scham und Tabus besetzt, kaum ein Arzt rät offen zu diesem drastischen Mittel. Dafür entscheidet man sich im Regelfall völlig allein. Auch die Krankenkassen sind meist keine Hilfe, sondern legen Steine in den Weg.

Was ist, wenn es einem hinterher schlechter als zuvor geht? Ist man dann selbst schuld, weil man gesundheitliche Risiken in den Wind geschlagen hat und angeblich nicht in Würde altern konnte?

Alles Quatsch! In diesem Buch wird ehrlich und humorvoll berichtet, wie es so ist, wenn die Möpse mit Filzstift markiert werden, McDreamy einen in die Vollnarkose befördert und man am Flughafen unter Sprengstoffverdacht steht, weil man den Kompressionsgurt nicht ablegen darf.

DER GROSSE TAG

Am liebsten würde ich direkt wieder abhauen. Das Flügelhemd ausziehen, in meine Klamotten schlüpfen, die Reisetasche schnappen und fluchtartig die Schönheitsklinik verlassen. Aber ich habe bereits den Chirurgen bezahlt, der vermutlich im Operationssaal schräg gegenüber schon in freudiger Erwartung die Messer wetzt. Außerdem fiebere ich seit Monaten meiner Brustverkleinerung und Bauchdeckenstraffung entgegen. Wie sollte ich das irgendjemandem plausibel erklären, wenn ich jetzt die Biege machen würde?

Alles ist darauf ausgelegt, dass ich in wenigen Minuten tief einschlafe, um Stunden später völlig ramponiert aus der Vollnarkose aufzuwachen und danach wochenlang ein Pflegefall zu sein.

O Gott, was hab ich da nur angeleiert? Ich muss komplett irre sein!

Tapfer schlucke ich meine Panik runter und rede mir selbst Mut zu, während vom Flur oder aus dem Nebenzimmer das hysterische Weinen einer Patientin zu mir dringt. Offenbar ist sie gerade aus ihrer Narkose erwacht. Ein Arzt redet auf sie ein, aber sie heult schmerzerfüllt wie ein Tier.

„Aaaaah! Aaaaaah! Das tut so weh. Ich will ...“

„Sie müssen liegen bleiben. Bitte bleiben Sie liegen, Frau Meyer.“

Oder wie auch immer der Name lautet. Ist mir auch egal. Es ist bestimmt dieselbe Person, die heute früh vor mir aus dem Wartezimmer nach oben in den Patientenbereich geholt wurde. Ich bin nach ihr dran, und aller Wahrscheinlichkeit nach ist ihre Operation wesentlich kleiner als meine. Wenn Frau Meyer schon brüllt wie eine Gebärende in den Presswehen – wie werde ich mich dann erst anhören nach meiner umfangreichen OP?

„Sie wissen schon, dass das ein sehr großer Eingriff ist?“, hatte mich der attraktive Anästhesist vor ein paar Stunden gefragt. Ich lernte ihn erst an meinem wichtigen Tag kennen, und es war offensichtlich, dass er mich für eine sehr mutige Person hielt. Oder für eine Wahnsinnige. „Diese Operation ist nicht ohne, das sollte Ihnen wirklich klar sein.“

„Ähm, ja. Aber dann bin ich in einem Abwasch damit durch“, entgegnete ich und rutschte nervös mit meinem nackten Hintern auf der Bettkante hin und her. Krankenhaushemden sind entwürdigend, erst recht, wenn es sich um das Outfit beim ersten Aufeinandertreffen handelt. Das Gegenüber kann ja gar nicht wissen, wie man unter normalen Umständen aussieht. Ich streckte den Rücken durch und bemühte mich um eine selbstbewusste Attitüde. Was hatte mir ein Anästhesist schon zu sagen – mein Hauptaugenmerk lag auf der Schaffenskraft des plastischen Chirurgen.

„Die Brust muss sowieso sein, da mache ich den Bauch gleich mit. Ich werde es schon überstehen. Was soll's", tönte ich. Dabei lag mein Leben in seiner Hand.

Der Narkosearzt nickte und kritzelte irgendwas auf den Aufklärungsbogen. Er saß mir auf einem Stuhl direkt gegenüber. Unter anderen Umständen hätte ich vielleicht einen kleinen Witz gemacht, aber mir rutschte das Herz hinter meinem noch vorhandenen Hängebusen eine Etage tiefer, direkt in die noch vorhandene Fettschürze. Das würde der Arzt gleich alles zu Gesicht bekommen. Wie peinlich.

Also lieber kein Witz.

„Natürlich, das kann ich nachvollziehen. Aber es ist wirklich eine enorme Belastung für den Körper", sagte er ernst.

Ich nickte erwachsen und verständig. Und dachte: Verdammt, was bedeutet das genau? Vermutlich nichts Gutes. Vielleicht Übelkeit und Erbrechen nach dem Aufwachen, Kreislaufprobleme beim ersten Aufstehen, so was in der Art. Na und? Ich bin bald fünfzig und kein Baby mehr.

„Damit komm ich klar. Ich hab schon einiges hinter mir und bin recht robust."

Um sicherzugehen, stellte ich meine liebste Ärzte-Frage, wenn ich nicht wusste, ob ich einer Therapie oder Medikation zustimmen sollte oder lieber nicht. „Oder würden Sie das an meiner Stelle nicht tun? Würden Sie Ihrer Frau oder Ihrer Mutter davon abraten?"

Als hätte ich jetzt noch eine Wahl! Ich hatte mich schließlich schon vor Monaten dafür entschieden, und gleich sollte es losgehen. Natürlich war mir bewusst, dass ich auch noch kurz vorher vom Operationstisch hüpfen konnte, falls ich es mir anders überlegte. Ich befand mich ja schließlich nicht angekettet bei der illegalen Organmafia. Trotzdem kam meine Frage verdammt spät.

„Ach, wird schon schiefgehen, machen Sie sich keine Sorgen", wich McDreamy aus. „Sie sind schließlich kerngesund, Ihre Werte sind alle top. Das passt schon."

Er warf einen Blick in seine Unterlagen und machte große Augen. „Sie sind also Autorin? Das ist ja spannend. Hatte ich noch nie."

Ich hatte auch noch nie einen Arzt, wechselte ich innerlich in den Kalauermodus und lächelte freundlich.

Der Themenwechsel kam mir recht. Ich wollte nicht zum tausendsten Mal darüber nachdenken, ob meine Entscheidung für die Kombi-Operation nun richtig oder falsch war. Mein Schönheitschirurg hatte mir versichert, dass es klappt, also klappte es auch. Außerdem hatte ich die gesamte Klinik bereits erfolgreich unter Druck gesetzt, als ich von meinen Plänen berichtete, ein Buch darüber zu schreiben. Falls ich sterben würde, müsste mein Mann, der ebenfalls Schriftsteller ist, eins publizieren. *Große Liebe, kleine Titten – und leider tot.* Nein, das wäre keine gute Werbung für die plastische Chirurgie. Ich wollte auf jeden Fall überleben und mich noch viele Jahre an meinem neuen Körper erfreuen.

Wir plauderten ein bisschen über meine Bücher. Und ich stellte beruhigt fest, dass er anscheinend nur vorsichtig sein wollte. Dass eine große Operation gleichbedeutend mit größeren Risiken ist, liegt ohnehin auf der Hand. Für einen Anästhesisten ist so was bestimmt nicht der Inbegriff der Entspannung, aber nun mal während des Schlafes nicht mein Problem. Warum sollte ein Hospital dieses Wagnis eingehen, wenn es nicht vom Gelingen überzeugt war? Ich bin grundsätzlich optimistisch, finde es aber trotzdem prima, realistisch und deutlich über mögliche Risiken aufgeklärt zu werden. Genau das tat McDreamy.

Ich beschloss, den besorgten Mediziner lobend im Buch zu erwähnen, sollte ich tatsächlich überleben. Er war wirklich charmant und befriedigte meine Eitelkeit, als er auf meine Frage nach vergleichbaren Eingriffen antwortete, er habe weiß Gott schon schwerere Fälle als mich gesehen. Vielleicht benutzte er auch ein anderes Adjektiv, das habe ich vergessen.

Aber ich weiß noch genau, wie sein Blick anerkennend über mein OP-Hemd glitt, das sackartig an mir herunterfiel. Da ahnte er noch nicht, dass er nur kurze Zeit später feststellen musste, wie sehr sich auch ein Fachmann irren konnte, wenn der steife Stoff eines Krankenhauskleides falsche Tatsachen vorgaukelt. Wie dem auch sei, ich genoss den kurzen Moment der Zuwendung. Wohlwissend, dass es zwischen uns nie wieder so rein und unschuldig sein würde wie jetzt. Mein abgenutzter Körper stand ab sofort für immer zwischen mir und dem gesamten Klinikpersonal. Ein Jammer.

Als er mein Zweibettzimmer, das ich glücklicherweise allein bewohnte, wieder verließ, griff ich zur *Gala*, die mir die Krankenschwester gegeben hatte. Schöne Kleider, schlanke Prominente und ein Übermaß an Oberflächlichkeit – genau das, was ich in diesem Moment brauchte.

IMMER ZU VIEL HOLZ
VOR DER HÜTTE

Der Entschluss, meine Oberweite verkleinern zu lassen, reifte seit einigen Jahren in mir. Immer wieder dachte ich darüber nach, informierte mich bei Ärzten und Physiotherapeuten, googelte im Internet nach Erfahrungsberichten und Medizinportalen und klickte mich durch haufenweise Vorher-nachher-Bilder – um die Idee anschließend doch wieder zu verwerfen. Was für ein Schwachsinn, mir diese Schmerzen anzutun, wo ich doch von außen betrachtet gar nicht mal so übel aussah. Schönheitschirurgie passt nicht zu mir, redete ich mir ein. Schließlich war ich eine selbstbewusste Frau, die zu ihrem Alter und Aussehen stand und mit sich selbst im Reinen war.

Außerdem erntete ich regelmäßig Komplimente für meine Disziplin. Sechs Jahre zuvor hatte ich über vierzig Kilo abgenommen und halte das Gewicht bis heute. Mein lästiges Übergewicht losgeworden zu sein, bedeutete lange Zeit das Optimum an Selbstwertgefühl. Ich war zufrieden und wies die Idee eines kosmetischen Eingriffs weit von mir. So was würde ich doch nicht machen! Zwar konnte ich es bei anderen durchaus nachvollziehen, aber für mich selbst schloss ich es aus, weil ich mich attraktiv genug für mein Alter fand und Angst vor Schmerzen und Komplikationen hatte.

Endlich konnte ich problemlos Klamotten in Größe 38 und 40 tragen, seit einiger Zeit im Urlaub sogar Bikinis. Riesige Bikinioberteile zwar, aber immerhin. Daran war in meiner dicken Zeit nicht zu denken gewesen.

Mein Mann Marcus war in mich verliebt und äußerte nie auch nur den Hauch von Kritik an meinem Körper. Er hatte mich vor vier Jahren so kennengelernt, wenig später planten wir bereits unsere Hochzeit. Besonders schlimm konnte ich also nicht auf ihn wirken. Alles war gut. Wieso störte es mich dennoch immer mehr? Was hatte sich verändert, dass ich den Anblick meines nackten Körpers im Spiegel immer häufiger mied?

Es kam wohl eines zum anderen. Zuallererst hätte ich schon immer lieber kleinere Brüste gehabt. Objektiv betrachtet waren sie gar nicht so bombastisch – bis zu meiner ersten Schwangerschaft mit fünfundzwanzig Jahren trug ich BHs mit C-Körbchen. Oft ging ich ganz ohne BH – ein Umstand, den ich damals nicht ansatzweise zu würdigen wusste. Es gab überhaupt nichts zu stützen oder zu pushen. Die Dinger waren da, wo sie hingehörten, und wenn ich in den Achtziger- und Neunzigerjahren einteilige Bodys mit einem Blazer drüber am Leib hatte, passte dazu natürlich kein Büstenhalter. Mein stehender Busen wurde von mir nicht geschätzt, ein unglaublicher Fakt.

Stattdessen störte er mich beim Sport. Ich fand ihn zu sperrig in engen T-Shirts, zu drall im Schwimmbad und sowieso grundsätzlich immer zu viel. Die Männer mochten meine Brüste, aber viel Wirbel wurde darum nicht gemacht. Ich erstickte Komplimente im Keim, weil ich nicht darüber reden wollte.

Ich hätte sie zu jedem Zeitpunkt meines Lebens und ohne mit der Wimper zu zucken gegen ein A-Körbchen ausgetauscht. Mit meiner kurvigen, weiblichen Figur konnte ich mich nicht identifizieren und wäre lieber ein knabenhafter, sportlicher Typ gewesen. Zu Teenagerzeiten gab es immer mal wieder Mädchen in meiner Klasse oder im Freundeskreis, die so bekümmert über ihre fehlenden Rundungen waren, dass sie deswegen weinten und Komplexe den Jungs gegenüber hatten. Wie gern hätte ich ihnen etwas von meinem Fleisch abgegeben. Ich konnte mich nicht über mangelnde männliche Zuwendung beklagen und hatte auch nie das

Gefühl, Jungs begehrten mich besonders wegen meiner dicken Möpse. Auch das Gegenteil – Ablehnung wegen großer Brüste – blieb mir erspart. Dennoch dominierte die Scham. Noch nie präsentierte ich beim Flirten stolz meinen Busen. Vielleicht blieb er auch daher stets etwas im Verborgenen und war für andere kein Thema. Mein schwaches Bindegewebe konnten sie allerdings wirklich nicht übersehen. Niemand ärgerte mich je wegen Dellen in den Oberschenkeln, aber die Cellulite kam so flächendeckend über mich, dass ich mir gar nicht erst die Mühe machte, sie zu bekämpfen. Flacher Bauch, schlanke Beine, drahtiger Körper – so was kannte ich von mir nicht und schied damit bereits vor der Pubertät als Bikini-Schönheit aus. Trotzdem war das alles nicht besonders schlimm für mich.

O MAMMA

In der ersten Schwangerschaft explodierte mein Körper. Ich nahm fast dreißig Kilo zu, und meine Möpse wuchsen fröhlich mit. Schön sah das nicht aus, doch ich hielt mich wacker und war gedanklich ohnehin mit dem Baby beschäftigt. Beim vorzeitigen Kauf der Still-BHs griff ich gepflegt ins Klo, denn niemand hatte mich auf das Grauen vorbereitet, das mich kurz nach der Entbindung im milchigen Glas des Krankenhausspiegels erwartete.

O mein Gott, ich war zu einem Ungeheuer mutiert! Ich traute meinen Augen kaum, denn Pamela Andersons Vorbau war ein Witz dagegen. Dank des Milcheinschusses waren die Brüste aufs Doppelte angeschwollen und hart wie Beton. Ich hatte das Gefühl, die heißen Dinger würden jeden Moment platzen. Ich war neidisch auf die anderen Mütter im Krankenhaus. Bei denen sah es doch auch nicht so aus – warum bei mir?

Meine Hebamme tröstete mich und meinte,

dass derlei Launen der Natur schon mal vorkämen und sich im Laufe der Zeit regulierten. Sie behielt recht: Die Wassermengen, die sich in meinem Körper angesammelt hatten, verlor ich zügig innerhalb von zwei Wochen. Auch die Waage zeigte sich gnädig. Aber die Mördertitten blieben. Zwar weicher und dafür mit beginnenden Erschlaffungsanzeichen, doch immer noch mit gigantischen Ausmaßen. Vielleicht waren sie gar nicht so üppig, sondern in der Relation zum Normalmaß völlig durchschnittlich. Andere Frauen haben schließlich während der Stillzeit auch größere Brüste. Dennoch kamen mir meine besonders riesig vor.

Meine Still-BHs hatte ich längst ausgetauscht gegen größere Modelle und entschied, mich in Späße auf eigene Kosten zu retten.

Was für beeindruckende Möpse ich hab ... Ah, hier unten geht's noch weiter!

Gut, dass der Busen so groß ist, sonst würde mir mein Eis auf die Schuhe tropfen.

Ohne Galgenhumor wäre ich aus dieser Lebensphase nicht unbeschadet herausgekommen. Merkwürdigerweise dachte ich trotzdem nicht ein einziges Mal daran, abzustillen und mein Kind auf Flaschennahrung umzustellen. Mit jahrzehntelangem Abstand zolle ich meinem jungen Ich großen Respekt für diese selbstlose Heldentat. Keine Ahnung, ob ich heute erneut so leidensbereit wäre oder pragmatischer vorginge, indem ich die Stillerei einfach an den Nagel hängen würde.

Triftige Gründe dafür hätte es genug gegeben. Bis heute erinnern sich Freunde an meinen unfassbaren Milchüberschuss, mit dem ich locker ein ganzes Dorf sattbekommen hätte. Doch ein Anruf beim Krankenhaus ergab, dass in hysterischen Aids-Zeiten niemand das kostbare Gesöff wegen der möglichen Infektionsgefahr haben wollte. Schade eigentlich. Ich kippte notgedrungen den Überschuss mehrmals täglich in den Ausguss.

Simple Stilleinlagen reichten bei meinen Fontänen nicht aus. Eine Raubtierfütterung war gleichbedeutend mit einem klatschnassen Oberkörper – während das Baby links nuckelte, schoss die nahrhafte Flüssigkeit rechts ungebremst aus mir heraus. Obwohl ich mich mit Stilleinlagen, Stoffwindeln und Handtüchern präparierte, tropfte die Suppe brustabwärts an mir runter, sodass ich permanent nach Muttermilch roch. Besudelt wie eine Kuh, bei der die Melkmaschine mitten im Abpumpprozess abgerutscht war und die nun in ihrer eigenen Soße badete. Muh!

Hilfe nahte, als ich an Ufo-förmige Auffangschalen aus Plastik gelangte, die über die Nippel gestülpt werden. Man klemmt sich ein Schälchen – ich bezeichnete sie liebevoll als Milchkammern, weil mich das an die damals aktuelle Kinderschokolade-Werbung erinnerte – zwischen Brust und Still-BH um die jeweils freie Brustwarze und lässt laufen. Diese auseinanderklappbaren Dinger bedeuteten meine Rettung. Endlich konnte ich mein Baby anlegen, ohne mich komplett einzusauen. Es sei denn, ich fischte das Auffangschälchen zu spät aus den Klamotten. Dann konnte es auch schon mal vorkommen, dass mein halbfertig gestilltes Baby in einer ordentlichen Ladung Milch badete.

Das alles war zwar einerseits unglaublich komisch – ich stellte den Inbegriff einer Vollblut-Mama dar und vermutterte von Kopf bis Fuß. Andererseits war dies vermutlich der Zeitpunkt, an dem ich mich mental endgültig von der Schönheit meines Weiblichkeitssymbols verabschiedete. Gehörte der Busen bereits vorher nicht zu meinen bevorzugten Körperteilen, wurde er jetzt restlos von mir abgeschrieben.

Drei Jahre später kam mein zweites Kind zur Welt. Auf den extremen Milcheinschuss und alles, was damit zusammenhing, war ich wesentlich besser vorbereitet und für die kommenden Monate gewappnet. Dennoch bedauerte ich es erneut, mich nie wie meine Freundinnen irgendwo auf einen Stuhl setzen und einfach drauflos stillen zu können. Mich mit meinen riesigen Brüsten nonchalant am Kaffeetisch zu präsentieren, empfand ich als unästhetisch und unpraktisch obendrein. Ich war gezwungen, es mir auf einem Sessel bequem zu machen, damit mein armes Baby nicht von meinen Monstertitten erdrückt wurde.

Beide Babys stillte ich jeweils acht Monate lang. Als diese intensive Zeit für immer vorbei war, wurde mein Herz schwer und leicht zugleich. Nie wieder würde ich meinen Kindern so nah sein. Ein emotionaler Verlust, der mich extrem beschäftigte. Doch der Gewinn war nicht von der Hand zu weisen. Nie wieder müsste ich meinen Busen auspacken, der eindeutig kein Hingucker mehr war. Das Dekolleté vielleicht noch ganz nett anzuschauen, aber der Rest hatte reichlich gelitten.

Ich verschwendete fortan weniger Aufmerksamkeit denn je auf mein Holz vor der Hütte. Die BH-Größen variierten in den kommenden Jahrzehnten mit meinem schwankenden Gewicht. Mal war es ein Doppel-D, mal eine 95, dann wieder E und 90, 80 F oder vielleicht doch 85 E … Bei der stetigen Suche nach dem perfekten Büstenhalter verlor ich komplett den Überblick und zusätzlich jede Menge Geld. Je älter ich wurde, desto weicher wurde die Angelegenheit außerdem. Und vor ein paar Jahren folgte dann auch noch die gewaltige Gewichtsabnahme.

Was in so einem Fall mit üppigen Brüsten geschieht, kann sich jeder vorstellen.

Und bitte die Titten
recht klein

Eine Krankenschwester in OP-Montur betritt mein Zimmer und lächelt mich aufmunternd an. Zum tausendsten Mal schicke ich ein Stoßgebet zum Himmel, obwohl ich gar nicht gläubig bin.

Bitte, lieber Gott, lass mich nicht sterben – meine armen Kinder und mein toller Mann würden mich ganz schrecklich vermissen, und außerdem möchte ich ungern auf die Südafrika-Reise nächstes Jahr verzichten, für die ich gedanklich längst auf großer Shoppingtour war: khakifarbene Shorts, in denen ich keinen Schwabbelbauch mehr verstecken muss, enge Tops für kleine Brüste und ein schmales weißes Leinenkleid, wie Meryl Streep es in *Jenseits von Afrika* trug.

„Es geht los, Frau Wendt-Hünnebeck. Wir machen bei Ihnen ja beides. Das heißt, Sie dürfen auch keinen Slip anhaben. Haben Sie den ausgezogen?"

Wie sie das Wort *beides* betont, versetzt mich

schon wieder in Panik. Ich muss unbedingt rausbekommen, ob ich ein Ausnahmefall bin.

„Ja."

Ich halte selten die Klappe, meistens bin ich die ungekrönte Königin des Smalltalks. Wenn ich jedoch kein Wort mehr rausbringe, ist das ein untrüglicher Beweis für Schmerzen oder Angst.

In diesem Moment habe ich entsetzliche Angst.

Bald habe ich entsetzliche Schmerzen.

Rasch schlüpfe ich barfuß in die weißen Frotteelatschen der Klinik, rutsche vom Bett und dackele mit Tunnelblick der Schwester die paar Meter bis zum Operationssaal hinterher.

Ich nehme kaum noch etwas wahr.

Meine vorangegangenen Vollnarkosen – sechs an der Zahl: zwei Kaiserschnitte, eine Gebärmutterentfernung, zwei Knie-Operationen und einmal die Galle – ließ ich in normalen Krankenhäusern über mich ergehen. Angst hatte ich immer, mal mehr, mal weniger, aber die klinische Besatzung zeigte sich überall nett und tröstend. Ich habe es noch nie erlebt, dass man mich wie ein Nutztier auf dem Weg zur Schlachtbank behandelte. Ich bin der festen Überzeugung, dass man überall auf der Welt auf freundliche Menschen trifft, wenn man sich selbst auch so verhält. Auch mit OP-Haube auf dem Schädel kann man *Hallo, ich bin die Galle* sagen. Da bricht einem kein Zacken aus der Krone.

Oder in diesem Fall *Tach, ich bin Brust und Bauch*. Vielleicht findet einen dann der eine oder andere Pfleger bescheuert, aber in der Regel kann ein bisschen Humor nicht schaden und lockert die Anspannung. Vor allem die eigene.

„Hallo", piepse ich ungewohnt schüchtern in den Raum.

„Hallo, da sind Sie ja", werde ich mit warmer Stimme von einer dunkelhaarigen Schwester begrüßt. „Gleich fangen wir an. Kommen Sie bitte zu mir."

Ich sehe mich flüchtig um. In den öffentlichen Kliniken war es irgendwie anders. Hektischer, unübersichtlicher. In der Privatklinik ist es so schön ruhig. Auch wenn mir der Arsch auf Grundeis geht, fühle ich mich nicht verloren und folge brav den Anweisungen.

Die erste Krankenschwester verschwindet aus meinem Sichtfeld, McDreamy sitzt schreibend und mit dem Rücken zu mir gewandt auf einem Stuhl. Die nette Schwester in meinem Alter redet beruhigend auf mich ein.

„Jetzt legen Sie sich bitte hin. Das Flügelhemd können Sie noch anlassen, das ziehen wir Ihnen aus, sobald Sie schlafen."

Wie rücksichtsvoll, aber mir eigentlich auch schon egal. Die Mannschaft bekommt gleich sowieso die volle Breitseite zu sehen. Wenn ich mir allerdings in dieser Situation noch den Kopf über Bodyshaming zerbrechen kann, sollte ich eigentlich beruhigt sein. Ich lege mich hin und reiße erstaunt die Augen auf.

„Oha, der Tisch ist ja sogar angewärmt. Das ist mal ein Service!"

„Aber sicher – damit es zumindest ein bisschen angenehm für Sie ist."

Das ist es in der Tat. Mit sehr viel Fantasie könnte ich mir sogar vorstellen, ich befände mich im Spa-Bereich eines Hotels. Meinen Kopf bette ich auf einer Stütze. Das erleichtert mich. Ich bin nämlich schon oft mit Nacken- und Kopfschmerzen aus einer Narkose aufgewacht und vermute, die unbequeme Lagerung spielte dabei eine Rolle. Vielleicht hat man mich auch wie ein sperriges Postpaket von A nach B gehievt und unsanft umgebettet. Ich möchte es nicht wissen.

Ich weiß nur eines: Privatkliniken sind super! Kein Wunder, dass Prinzessin Kate direkt nach den Entbindungen sofort strahlend schön war – vermutlich genoss sie während der Wehen eine Fußreflexzonenmassage, und ihr wurde köstliche Schokolade in den Mund geschoben. Ich beschließe, mich voll und ganz diesem Gedanken hinzugeben. Gelingt allerdings nur so mittelmäßig. Um mein Muffensausen im Zaum zu halten, muss ich mich äußerst zusammenreißen und konzentriere mich darauf, entspannt zu bleiben.

Während mir ein intravenöser Zugang gelegt wird, fällt mir ein Artikel ein, den ich kürzlich gelesen habe. Darin hieß es, die Chancen auf ein ruhiges Aufwachen aus der Narkose seien größer, wenn man sich beim Einschlafen zusammenreißt und kein Riesentheater veranstaltet. Wie man wegdämmert, erwacht man auch. Ich finde es ohnehin peinlich, sich gehenzulassen. So was mache ich für gewöhnlich allein zu Hause und nicht vor Publikum. Ausnahmen wie übermäßiger Amaretto-Genuss nicht mit eingerechnet.

„Na?" Mein Beauty-Doc beugt sich über mich. Endlich! Ich fühle mich wie ein Kind, das erleichtert aufatmet, wenn Papa und Mama mit einem Überraschungsei nach Hause kommen.

„Geht's Ihnen gut?", erkundigt er sich munter und geschäftig. Gleich kann er einen Frauenkörper neu modellieren. Bestimmt bin ich das Highlight seiner Dienstwoche und in jeder Hinsicht mehr wert als eine popelige Höckernase.

„Ging mir nie besser. Bitte denken Sie dran, meine Titten schön klein zu machen."

„Ich sehe, was sich machen lässt."

Innerlich bete ich, dass Zeit und Kapazität genug vorhanden sein mögen, damit auch wirklich der Bauch erledigt wird. Ob das geschehen wird, erfahre ich ja erst nach der Operation. Zuerst werden die Brüste gerichtet, denn die gehen aus medizinischen Gründen vor. Meine Wampe lasse ich nur aus ästhetischen Gründen korrigieren – sollte es obenrum zu aufwendig werden, verzichtet man vorerst auf den unteren Part. Dann kann ich mir Monate später überlegen, ob ich mich dafür erneut operieren lasse.

Ich werde vermutlich sofort beim Aufwachen feststellen, ob die Rettungsringe verschwunden sind. Bauch tut mehr weh als Brust; der Schmerz wird mich übermannen. Trotzdem habe ich vorsichtshalber Marcus angewiesen, es mir umgehend nach dem Aufwachen mitzuteilen. Ich will es auf der Stelle erfahren, aber vielleicht ist jede postoperative Erläuterung überflüssig. Ogottogott, ich will sofort auf den Arm. Meine Gedanken fahren Karussell, aber ich liege brav da, starre ins Leere und lasse mich auf die sanften Anweisungen ein.

„Hallo." McDreamy tätschelt von hinten meine rechte Wange.

Wie lieb von ihm. Einen Anästhesisten möchte ich echt nicht zum Ehemann haben. Wie viele

Händchen der hält, wie viele Köpfe er streichelt – ich würde vor Eifersucht durchdrehen. Es sind bestimmt einige ansehnliche Exemplare dabei, die ohne Flügelhemd wesentlich appetitlicher als ich aussehen. Mit auch. Wenn der zu allen so nett ist, dann Prost Mahlzeit. Nirgends und zu keinem Zeitpunkt sonst ist irgendein Mann so fürsorglich wie kurz vor einer Operation. Ich gehe jede Wette ein, dass Anästhesisten zu Hause nicht ansatzweise so empathisch sind wie bei der Arbeit. Aber soll mein Narkosearzt mal machen, mich beruhigt es wirklich.

Die Schwester streichelt meinen Arm, der Chirurg erteilt Anweisungen, und irgendeine Stimme fordert mich dazu auf, an einen Ort zu denken, an dem ich jetzt gern wäre.

Gute Nacht, ich verabschiede mich dann mal nach Dubai …

SCHMERZ LASS NACH

Ich weiß noch genau, wann ich endgültig die Schnauze voll hatte und mir klar wurde, dass ich meine Brüste verkleinern lassen werde: nach einem Besuch bei meinem Hausarzt, den ich wegen Stichen in der Herzgegend aufgesucht hatte.

Als Kind und Jugendliche litt ich unter sogenannten Herzstichen, wobei es sich nicht wirklich um organische Ursachen, sondern um psychische Gründe handelte. Darum vermutete ich anfangs, als ich nun vor anderthalb Jahren erneut tagelang von Stichen geplagt war, ich hätte mich übernommen. Aber die Stiche ließen nicht nach, und ich ging zum Arzt. Der zeigte sich so erschrocken, dass er mich direkt auf einen Herzinfarkt untersuchte.

Glücklicherweise kam beim EEG nichts raus, außer, dass ich mir schlicht und ergreifend den Oberkörper gequetscht hatte. Na klar! Vorangegangen waren mehrere Wochen in meinen straffsten BHs. Ich war viel unterwegs gewesen und wie immer redlich bemüht, meine große, hängende

Brust bestmöglich hochzuzurren. Daraus resultierte der Büstenhalterbügelsupergau. Nicht neu für mich, ich kannte das Problem seit vielen Jahren, aber an diesem bestimmten Tag reichte es mir endgültig. Dass ich inzwischen nicht nur unter massiven Rücken-, Schulter- und Nackenproblemen litt, sondern mir sogar die Rippen verdrehte, war zu viel des Guten.

„Mir reicht's", erklärte ich Marcus. „Ich will nicht mehr. Ich lass mich auch nicht mehr beraten. Ich brauche kein Okay von irgendeinem Experten, denn ich weiß selbst am besten, was mich plagt. Ich hasse, hasse, hasse es! Und ich such mir jetzt einen privaten Schönheitschirurgen. Den nächsten Urlaub bitte streichen, das Geld investieren wir stattdessen in eine Titten-OP."

Widerspruch war sinnlos, das merkte mein Mann sofort. Zuvor hatten wir uns auch schon oft über das Thema unterhalten, und er hatte betont, wie unnötig so ein Eingriff für ihn war. Natürlich konnte er den gesundheitlichen Aspekt nachvollziehen, aber den optischen nie. Er fand meinen Busen gut, wie er war.

„Du hast zwei Kinder bekommen, sie gestillt, bist bald fünfzig – das ist alles ganz normal. So schlimm, wie du sie siehst, sind sie nicht ansatzweise! Das ist wirklich mein Ernst!"

Das hörte ich selbstverständlich gerne, auch wenn meine Augen und mein Verstand etwas anderes wahrnahmen. Dennoch hatte ich stets gekniffen, denn auf Schmerzen war ich nicht sonderlich scharf. Seit mindestens zehn Jahren plagten mich meine Schulterprobleme massiv. Ohne zweimal wöchentliche Physiotherapie ging sowieso schon lange nichts mehr. Die Aussagen der Fachleute variierten – der eine behauptete, ein zu großer Busen habe rein gar nichts mit meinen Rückenproblemen zu tun. Der andere riet, noch mehr Krankengymnastik als ohnehin schon zu betreiben, und der nächste fand die Ideen einer Verkleinerung zumindest nicht verkehrt. Allerdings sagte mir niemand: Mach das, danach wird es dir besser gehen!

Diese Entscheidung traf ich allein. Darum spreche ich in diesem Buch von einer Schönheits-OP und nicht von einem medizinisch notwendigen Eingriff. Auch wenn es vielleicht einer war, aber es fehlt der Expertenstempel auf der Angelegenheit. Ist für mein Selbstbewusstsein sowieso nicht wichtig, denn es ist *mein* Körper. *Ich* hatte Schmerzen, *ich* litt unter meinem Körper, *ich* habe entschieden, und ich bin eine erwachsene Frau, die an sich so viel oder wenig machen lassen kann, wie sie es für richtig hält.

Es reichte mir vollkommen, ich wollte mein weiteres Leben ohne die Mörderhupen führen. Und ich wollte mich deshalb nicht erklären müssen, sondern einen erfahrenen Schönheitschirurgen an mich ranlassen. Einen, der sich in seinem Gebiet auskennt und den lieben langen Tag nichts anderes macht, als Körper zu formen. Ich brauchte keinen Psychologen, denn ich hatte keinen an der Murmel. Ich brauchte auch keinen neuen Physiotherapeuten, Osteopathen oder Orthopäden, denn ich hatte bei der Krankenkasse bereits alles eingereicht, was einzureichen war. Ich wünschte mir zwei kleinere Brüste, so klein wie möglich, wenn ich mir das aussuchen konnte. Meine fürchterlichen Schmerzen wollte ich loswerden, außerdem wollte ich mich nackt endlich mal wieder gut finden – und ich wollte ein Neckholderkleid tragen.

Auf der Suche nach dem Medikus

Da wir seit einigen Jahren in Leipzig leben, lag die Idee nahe, mir eine Klinik in unserer Stadt zu suchen. Wir arbeiten beide als freie Autoren und müssen niemandem eine Krankmeldung überreichen, wenn wir ausfallen – das ist der Vorteil der Selbstständigkeit als Schriftsteller. Der Nachteil ist, dass das Konto leer bleibt, sobald wir nichts veröffentlichen.

Wir planen unsere Bücher stets lange im Voraus und wissen genau, wann welches Buch erscheinen wird. Privatleben, Reisen und Recherchetouren sind meist von langer Hand vorbereitet und darauf abgestimmt. Darum war es besonders wichtig, ein passendes Zeitfenster für die Operation zu finden. Naiverweise ging ich davon aus, dass ich mir Termine in der Schönheitsklinik aussuchen konnte – und nicht andersrum. In einer Privatklinik, so dachte ich, war doch der zahlende Kunde König.

Wer träumt nicht von einer bevorzugten Behandlung wie beim Bergdoktor oder in der Schwarzwaldklinik? Vielleicht käme man in einem Spital für Betuchte als Selbstzahler zumindest in die Nähe dieser Wunschvorstellung.

Ich informierte mich im Internet und bei unseren Leipziger Freunden und entschied anschließend, zwei Kliniken per Mail zu kontaktieren. Die eine schien regional und überregional besonders angesehen zu sein. Die andere ebenfalls, wirkte allerdings auf der Homepage etwas bodenständiger als die Luxusvariante. Auf beiden Webseiten klickte ich mich durch die verschiedenen Unterpunkte. Und landete dabei nicht nur bei den Brustverkleinerungen, sondern auch bei den Bauchdeckenstraffungen. Interessant, hm … Ich hatte auch schon vorher drüber nachgedacht, meinen mitgenommenen Bauch operieren zu lassen, aber irgendwie erschien mir das doch zu verrückt. Zwar sah er schrecklich aus und ich hasste ihn aus tiefstem Herzen, gesundheitlich bereitete er mir jedoch keinerlei Probleme.

Nachdem ich per E-Mail beide Schönheitskliniken um Informationsmaterial gebeten hatte, wurden diese rasch beantwortet. Höflich formuliert, aber nicht besonders ergiebig. Ich möge mich bei einem persönlichen Gespräch von einem Arzt umfassend beraten lassen – diese Termine seien kostenpflichtig. Falls man sich zu einer Operation entscheide, werde der bereits bezahlte Betrag gutgeschrieben.

Das gefiel mir, zumal es sich um einen niedrigen zweistelligen Bereich handelte und man gleich dem Mediziner gegenübersaß, der einen gegebenenfalls operierte. Weniger gefiel mir der arrogante Tonfall der Empfangsdame in Klinik Nummer eins. Ich erkundigte mich nämlich nicht nur nach einem Beratungstermin, sondern auch danach, ob es freie Operationstermine in zwei bestimmten Monaten gäbe. Diese Monate hatte ich zuvor herausgesucht, weil es die einzigen Zeitfenster im Jahr waren, in denen es passte. Es handelte sich ja schließlich nicht um eine Krankheit, sondern um selbstgemachtes Leiden – und ich war so naiv, zu glauben, für viel Geld auch ein gewisses Mitspracherecht zu haben und eine ganz simple Frage stellen zu dürfen. Hatte ich aber nicht.

„Hören Sie", sagte mir die Zimtzicke am anderen Ende der Leitung. „Darüber müssen Sie schon mit unserem Arzt sprechen. Das kann ich Ihnen nun wirklich nicht sagen, wann Termine frei sind. Kommen Sie erst einmal her."

„Na ja, wenn Sie mir verraten würden, ob überhaupt noch Operationstermine frei sind, würde mir das schon sehr weiterhelfen. Sonst kann ich das sowieso in diesem Jahr nicht realisieren und brauche mich gar nicht erst beraten zu lassen."

Sie schnaubte verächtlich. Dann eben nicht. Auf Unfreundlichkeit und Arroganz stehe ich gar nicht. Ich entschied mich für die andere Klinik. Gott sei Dank. Allerdings stellte ich auch bei diesem Telefonat fest, dass das Leben als angehende Beautyqueen kein Wunschkonzert ist: Sehr viele Leute besuchen Schönheits-Docs. Immerhin konnte ich mein Anliegen nach Lücken im OP-Kalender loswerden, ohne blöd angepflaumt zu werden. Es sei zwar schon alles ganz schön voll, aber nicht unmöglich, bekam ich zur Auskunft. Irgendwie fühlte ich mich gleich nicht mehr so exotisch. Wenn sich sowieso jeder operieren ließ, warum dann nicht auch ich? Ich hatte immerhin schwergewichtige Gründe.

Ich vereinbarte ein Beratungsgespräch einige Wochen später und bereitete mich mental auf einen mit Filzstift bewaffneten Gott in Weiß vor, der sich voller Elan an meinen Problemzonen zu schaffen machen würde.

Auftritt beim Beauty-Doc

Mein erster Besuch in der Fachklinik für plastisch-ästhetische Chirurgie stand an. Ich fuhr mit der Straßenbahn in die schmucke Straße im Leipziger Stadtteil Gohlis. *Wem's zu wohl ist, der zieht nach Gohlis* – diesen Spruch hörte ich als neu Zugezogene bei einer Stadtrundfahrt zum ersten Mal. Die schicke Gegend war fußläufig von unserer Wohnung in der Innenstadt in einer halben Stunde zu erreichen. Perfekt. Im Geiste sah ich mich bereits einbandagiert und im wehenden Seidenmorgenmantel vom Villenbalkon meinem Gatten zuwinken, der mich nach Feierabend besuchte. Mein neues Leben als deutsche Kim Kardashian.

Die Praxis befand sich tatsächlich in einer ansehnlichen Villa, allerdings nicht allein. Mehrere andere Unternehmen waren ebenfalls im Gebäude untergebracht. Ich trat ein. Die Dame am Empfang kannte ich bereits vom Telefon. Genauso nett und attraktiv, wie ich sie mir vorgestellt habe.

Der Eingangs- und Wartebereich war hübsch, aber nicht zu elitär. Mein erster Eindruck war: passt zu mir. An den Wänden hingen Schwarz-Weiß-Aufnahmen nackter Männer und Frauen. Selbstverständlich ästhetisch, nicht erotisch, auf diese Betonung legen viele Leute großen Wert. Mir war es wurscht – ich fand es viel beachtlicher, dass jede Menge Klatschzeitschriften auslagen.

Zusammen mit einigen anderen Patienten – oder sagt man Kunden? – wartete ich auf schwarzen Ledermöbeln bei Wasser und Lektüre. Eine der Damen sah genauso aus, wie man sich eine wohlhabende Geliftete vorstellt. Schlank, perfekt frisiert, humorlos. Eine andere Frau saß mitsamt gepackter Reisetasche und Partner nervös auf der Couch und wurde nach zehn Minuten von einer Schwester abgeholt. Aha, auf Operationen wartete man hier also auch. Vielleicht ließ sie sich nur einen Leberfleck wegschnippeln oder ein Überbein entfernen. Was wusste ich schon? Jedenfalls war sie äußerlich genauso durchschnittlich wie ich.

Der Beauty-Doc, ein Mittvierziger mit dynamischem Auftreten, tauchte auf und bat mich in sein Sprechzimmer. Ich war zwar ein bisschen aufgeregt, aber es ging weder um Leben und Tod noch um die Gesundheit meiner Kinder. Darum fiel es mir leicht, mich schnell zu entspannen.

Das Gute an einem selbst bezahlten Arztbesuch ist die Tatsache, dass man nicht das Gefühl hat, kostbare Zeit mit dämlichen Frage zu verplempern. Hier konnte ich ohne schlechtes Gewissen alles loswerden. Der Herr Doktor nahm auf einem Sessel direkt gegenüber Platz, ich saß auf einer Couch.

„Schießen Sie los, was treibt Sie zu uns?"

Er war mir sympathisch, weil er sachlich und bodenständig wirkte. Außerdem strahlte er etwas Humorvolles aus. Und vor allem erfüllte er nicht das Klischee des eitlen Schönheitsfritzen.

„Ich möchte meine Brüste verkleinern lassen, das steht für mich fest. Sie stören mich von früh bis spät und bereiten mir jede Menge Schmerzen. Das Highlight des Tages ist der Moment am Abend, wenn ich endlich meinen BH ausziehen kann und meine Schultern entlastet werden. Allerdings sieht es dann schrecklich aus. Sie hängen, sind zu groß und sollen weg. Weniger sicher bin ich mir allerdings bei der Frage nach einer Bauchstraffung. Da würde ich mir gern eine Meinung bilden und setze auf Ihre Beratung. Der Bauch tut nicht weh und sieht einfach nur blöd aus. Ich habe vor Jahren sehr viel abgenommen …"

„Verstehe. Erzählen Sie mal von Ihren Schulterproblemen, denn das scheint ja die primäre Baustelle zu sein."

Ich berichtete ihm von den vergangenen Jahren, in denen ich unter täglichen Schmerzen litt. Meiner Arbeit als Autorin konnte ich schon lange nicht mehr so nachgehen, wie ich es eigentlich wollte – meine Schultern zwangen mich regelmäßig zum vorzeitigen Aufhören. Die Probleme hatte ich schon ewig, ich konnte mich kaum dran erinnern, wann das Schreiben nicht gleichbedeutend mit körperlichen Beschwerden war. Die letzten Jahre waren die Hölle, teilweise musste ich komplett aufgeben, hatte auch bereits einen Termin zur Schulter-OP in der Uniklinik anberaumt und konnte den nur dank einer besonders intensiven Physiotherapie umgehen.

Diagnostiziert waren Kalkschulter, Impingement-Syndrom, Gelenkfunktions- und Bewegungsstörung, Kontrakturen. Ich litt unter Blockaden, Spannungsschmerzen und nahm eine Schonhaltung ein. Begünstigt wurde der ganze Mist durch den starken Zug der BH-Träger. Ich sah fürchterlich aus, wenn ich die Brüste einfach so hängen ließ – also schnallte bereits beim Kauf in der Wäscheabteilung jede Verkäuferin den Träger so fest, dass ich kurz die Luft anhielt und an die Filmszene in *Titanic* dachte, in der Rose von ihrer Mutter in ein Korsett geschnürt wird.

Das war mein Leben. Es ging nicht anders, besonders außerhalb der schützenden Privatsphäre in den eigenen vier Wänden. Aber auch dort machte es mich fertig: Wollte ich ohne Schnappatmung in den Spiegel schauen, mussten die Brüste hochgeschnallt werden.

„Die Brustverkleinerung bekommen wir bei der Krankenkasse durch", erklärte der Arzt. „Sie sind schließlich gesundheitlich extrem eingeschränkt, und Ihre Beschwerden beeinträchtigen Arbeit und Privates."

Nanu? Ich hatte gar nicht gewusst, dass diese Klinik auch Kassenleistungen abdeckte. Da hätte ich mir die Homepage mal genauer ansehen sollen, dann wäre mir das nicht entgangen. Überrascht ließ ich mich ins Bild setzen. Wenn die Krankenkasse zahlen würde, fände die Operation in einem Krankenhaus etwas weiter entfernt statt. Arzt und Anästhesist kämen dann dorthin. Übernähme man hingegen die Kosten selbst, läge man in der Privatklinik. Ich ertappte mich bei dem Gedanken, dass mir das wesentlich lieber wäre. Aber es ging immerhin um viel Geld, und der Doc zeigte sich fest entschlossen, das Antragsverfahren mit mir anzugehen.

„Beim Bauch sehe ich da allerdings schwarz."

„Ich auch", sagte ich, auch wenn mir die Fettschürze wesentlich peinlicher als der Busen war und sie es zumindest in Sachen Optik genauso nötig gehabt hätte.

Irgendwie fühlte ich mich für die beiden Rettungsringe verantwortlicher als für die Brüste. Hängetitten haben viele, aber einen solchen Bauch habe ich in natura noch nicht oft gesehen.

„Ich weiß einfach nicht, ob ich den Bauch auch machen lassen soll", gestand ich. „Bei den Brüsten besteht kein Zweifel, aber der Bauch … Mein Mann findet es vollkommen unnötig. Ich kann die Problemzonen gut mit entsprechender Kleidung kaschieren. Aber er stört mich halt trotzdem. Oder lasse ich das besser in zwei Operationen durchführen?"

„Wenn ich Sie so erlebe, kann ich mir vorstellen, dass Sie es nach der Brustverkleinerung bereuen, nicht gleich beides erledigt zu haben", entgegnete der Arzt nachdenklich. „Sie scheinen da sehr realistisch ranzugehen."

„Hm, möglich. Ich wirke allerdings oft mutiger, als ich es bin. Zum Beispiel habe ich echt Angst vor dem Versetzen der Brustwarzen. Ich stelle mir das ekelig vor."

„Ist nicht nötig", behauptete er. „Bei unserer Operationstechnik haben Sie sofort wieder volles Gefühl in den Brustwarzen."

Das überzeugte mich wenig, aber da musste ich

wohl durch. Mir ging es weniger um die Empfind-
samkeit der Brustwarzen, sondern um mein ver-
klemmtes Verhältnis zum eigenen Körper. Ich hatte
mich noch nie großartig mit bestimmten Körperteilen auseinandergesetzt. Weder hatte ich je ein
Foto meiner Vagina geschossen, noch mich intensiv
mit der Größe meiner Warzenvorhöfe beschäftigt.
Ich war einfach anders gestrickt. Musste mich aber
vermutlich dran gewöhnen, wenn man erstmal
meine Brustwarzen eine Etage hochversetzt hatte.

„Beim Bauchnabel ist das ja ähnlich", unter-
brach er meine Gedanken.

„Bauchnabel? Hä?" O Gott, was kam denn jetzt?
An den hatte ich noch gar nicht gedacht. Er war
halt einfach da. Was hatte der denn mit einer OP
zu tun?

„Na ja, um den müssen wir uns dann auch kümmern. Ich zeige Ihnen das gleich anschaulicher anhand von Bildern."

Okay, danke, mehr musste ich nicht wissen. Die
Bauchdeckenstraffung, von der ich inzwischen
wusste, dass der Fachbegriff Abdominoplastik lautet, war für mich damit sofort aus dem Rennen. Es
reichte mir vollkommen, meine Nippel von A nach
B verpflanzen zu lassen, da musste ich nicht auch
noch den Bauchnabel wandern lassen. Innerlich
schloss ich mit dem Thema ab.

„Ich würde Sie mir dann gern mal anschauen", sagte er.

Gut, das musste kommen. Ich kann nicht behaupten, dass ich mich darauf gefreut hatte, aber gespannt war ich trotzdem wie ein Flitzebogen. Kurz blickte ich mich um und suchte nach einer Ecke zum Umziehen, aber Fehlanzeige. Kein Paravent, keine Umkleidenische.

„Hier?"

„Ja. Bitte den Pulli und BH ausziehen. Die Hose können Sie anbehalten, nur den oberen Knopf öffnen."

Er blieb auf dem Sessel sitzen, rutschte lediglich ein bisschen vor, als ich mich vor ihn stellte. Im Fernsehen sah dieses Szenario anders aus, so viel stand fest. Ich bemühte mich ausnahmsweise gar nicht erst, den Bauch einzuziehen und unterdrückte einen tiefen Seufzer. Wie entwürdigend. Aber es nutzte nichts.

Wie kam man eigentlich darauf, Schönheitschirurg zu werden?, fragte ich mich nicht zum ersten Mal. Ich stellte es mir für ihn nicht besonders erbaulich vor, mit dem Gesicht auf Höhe meiner Wampe die katastrophale Gesamtlage einzuschätzen. Immerhin verhielt er sich sehr diskret. Und er sagte das Netteste, was er in dieser Situation überhaupt sagen konnte. Vielleicht bekam es auch jede

Frau an Ort und Stelle zu hören, aber das spielte keine Rolle. Mich machte es glücklich.

„Beim Bauch ist gar nicht so viel, da bekomme ich höchstens ein Kilo weg."

Großartig! „Heißt das, er ist gar nicht so schlimm?", hakte ich begierig nach, obwohl man eigentlich derlei Fragen keinem Mann stellen sollte.

Findest du meinen Hintern in der Hose zu dick?

Du hältst Sophia Thomalla nicht ernsthaft für toll?

Hast du deine Ex sehr geliebt?

Auf solche Fragen reagierte nahezu jeder Typ unglaublich dämlich. Aber mein Beauty-Doc war vom Fach und kannte offenbar die richtige Antwort. Interessant wäre es zu erfahren, ob er bei seiner Ehefrau auch so intelligent konterte wie in seiner Praxis. Vielleicht war sie aber auch so intelligent, solche Fragen gar nicht erst zu stellen.

„Nein, dafür, dass Sie so viel abgenommen haben, sieht das echt noch ganz okay aus." Für diese charmante Lüge hätte ich ihm liebend gern einen fetten Schmatzer auf sein Haupthaar gedrückt. „Sie haben außerdem gute Muskeln hier." Er zeigte auf die Linie in meiner Körpermitte. Genau da, wo sich ein Spalt bildete, wenn ich mich nach vorn beugte, und Hautlappen gegen Hautlappen schlug. Jene

Gegend, für die ich mich besonders genierte und die ich unter normalen Umständen keinem Menschen zeigte.

„Ich hab da ganz bestimmt keine Muskeln", entgegnete ich lachend.

„Jedenfalls wird dann gegebenenfalls hier oberhalb des Bauchnabels was nötig sein. Unterhalb natürlich auch. Aber jetzt messe ich erstmal die Brüste aus. Äh, können Sie die bitte nacheinander etwas anheben?" Er zückte sein Maßband.

Na klar doch. Ich hob meine schlaffen Brüste an, damit er ausgiebig von allen Seiten vermessen und anschließend meine Maße sauber notieren konnte. Puh. Peinliche Minuten. Was der Arzt wohl dachte?

„Ihr Bindegewebe ist wirklich sehr schwach. Das wird mit den Jahren natürlich nicht besser. Je älter Sie werden, desto mehr wird sich Ihr Busen senken und Sie zusätzlich belasten. Ich denke, Sie tun mit der Bruststraffung auf jeden Fall das Richtige. Es wird eine riesige Entlastung sein, wenn Sie dieses F-Körbchen los sind. Auch die Ästhetik wird wiederhergestellt, denn Sie sind insgesamt sehr schmal gebaut. Das passt dann alles viel besser zusammen. Wir nutzen hierfür die Technik des sogenannten inneren BHs. Da forme ich Ihnen eine schöne, runde Brust."

„Wenn es nach mir geht, machen Sie gern ein A draus", und das meinte ich absolut ernst.

„Hm, das wird B oder C", sinnierte er vor sich hin.

„Nein, nein, bitte lieber A."

„Der Busen muss zum Rest des Körpers passen. Wir legen Wert auf die Ästhetik."

„Ja, klar", heuchelte ich und tat so, als ob ich seinen Einwand nachvollziehen konnte. Konnte ich ja auch. Aber ich wollte trotzdem kleine Brüste, Ästhetik hin oder her.

„Das wird richtig klasse, Sie werden schon sehen", lächelte er mich durch meine erschlaffte Brustspalte hinweg an. „Was auch wichtig ist: Das bleibt nicht so. Irgendwann werden die Gesetze der Schwerkraft wieder zuschlagen. Aber das dauert ein bisschen, schätzungsweise zehn bis fünfzehn Jahre."

„Das heißt, dann hängt der Busen wieder? Aber ist ja auch nicht so schlimm, oder? Insgesamt ist er dann ja kleiner."

„Ganz genau. Das ist auch der Grund, warum ich Ihnen nicht zu einem Implantat rate. So ein Implantat bringt ein gewisses Eigengewicht mit und zieht ein schlaffes Bindegewebe noch schneller wieder runter."

Interessant, auch wenn ich ohnehin nie mit dem

Gedanken gespielt hatte. Er würde schon wissen, was er vorhatte. Er war ein Guter und ab sofort *mein* Arzt, das stand jetzt fest. Ich brauchte gar nicht weiterzusuchen, denn ich vertraute ihm, und er redete keinen Unsinn. Er hätte mir nämlich aus naheliegenden Gründen auch gleich Fettabsaugung und Po-Lifting empfehlen können. Tat er aber nicht. Ich rechnete es ihm hoch an, dass er mich als Person wahrnahm und nicht nur als zahlende Kundin.

GRUND SIND NICHT
DIE GUTEN GENE

Ob ich aus meiner Schönheits-OP ein Geheimnis machen sollte, war von Anfang an keine Frage für mich. Natürlich wollte ich es nicht verschweigen. Warum auch? Jeder, der Augen im Kopf hatte, würde erkennen, dass ich irgendwie anders aussah. Sollte ich etwa behaupten, eine neue Creme hätte mein Bauchfett schwinden lassen? Meine Brüste seien aus heiterem Himmel geschrumpft? Was für ein Käse. Ich wollte nicht in die Fußstapfen all jener Promis treten, deren Lippen dank eines neuen Lippenstiftes anschwellen oder deren gestraffte Gesichtszüge das Resultat von genügend Schlaf und Wasser sind. Auch privat kenne ich einige Leute, deren Eingriffe streng vertraulich behandelt werden.

Es schickt sich in unseren Breitengraden nicht, über delikate Eingriffe zu sprechen. Seien es sogenannte Frauensachen – also der geheimnisumwobene Unterleib samt Gebärmutter und Eierstöcken –

oder kosmetische Geschichten. Man macht sich damit vermeintlich angreifbar und gibt vor, ein geschlechtsneutrales, gefühlloses Neutrum zu sein, dem es wurscht ist, ob der Uterus verklebt oder der Zinken zu groß ist.

Über kosten-, schmerz- und zeitintensive Behandlungen beim Zahnarzt hingegen kann jeder quatschen, wie ihm der frisch renovierte Schnabel gewachsen ist. Ich finde ja, dass verfaulte Zähne mindestens genauso unschön und störend sind wie extreme Schlupflider, aber es wird eindeutig mit zweierlei Maß gemessen.

Wer öffentlich zugibt, bereits als Teenager unter seiner Cellulite gelitten zu und haben und ihr mithilfe eines Arztes im gehobenen Alter an den Kragen zu wollen, gilt als eitel. Außerdem ist man auch ein bisschen selbst schuld, weil man nicht bereits als Zwölfjährige gegen die Dellen in den Kampf zog. *Hättest du mal Sport getrieben, wäre das nicht passiert!*

Wessen Zähne aber schief und krumm sind, muss sich für eine Zahnspange in einem Alter, in dem unsere Omas bereits mit ihren künstlichen Dritten rumfuchtelten, nicht schämen, sondern wird sogar mit Tom Cruise verglichen.

Natürlich kann jeder für sich behalten, wenn er etwas machen lässt – ist ja schließlich sein Körper, seine Entscheidung, sein Geld und bei Nichtgelingen sein Pech. Aber mein Weg ist das nicht.

Nachdem ich also final beschlossen hatte, es anzugehen, weihte ich die wichtigsten Personen ein. Schnell stellte ich fest, dass die Leute unterschiedlich damit umgingen.

Die erste Reaktion war immer die gleiche: „Ich wusste gar nicht, dass deine Brust so groß ist. Du siehst doch total normal aus."

Kaum jemand, der das nicht zum Ausdruck brachte, auch nachträglich hat sich das nicht geändert. Auf der einen Seite freute mich das natürlich – bewies es doch, welch perfekte Schummelarbeit meine BHs geleistet hatten. Auf der anderen Seite setzte es mich unter Zugzwang.

„Doch, ich trage 80 E bis F."

Sodann rissen die Leute die Augen auf und staunten, bemühten sich, mir nicht direkt auf die Brüste zu glotzen, und sagten überrascht: „Das hätte ich echt nicht gedacht! Sieht man überhaupt nicht!"

Die Benennung der Cup-Größe überzeugte einfach jeden. E oder F steht für Monstertitten. Sofort verstummten die Gegenargumente.

„Okay, verständlich. Aber der Bauch … Also, du bist doch superschlank, seitdem du so toll abgenommen hast."

„Danke, aber er hängt deswegen in der Gegend rum. Außerdem habe ich ein extrem schwaches Bindegewebe."

„Na ja, ich weiß nicht. Das haben alle Frauen in einem gewissen Alter; ab den Wechseljahren bekommt doch fast jeder dieses Problem. Willst du dich deswegen echt unters Messer legen? Wieso versuchst du es nicht mit Sport? Oder eiferst du etwa Heidi Klum nach?"

Das war der Moment, in dem ich mich immer wieder fragte, ob ich weiter argumentieren sollte – oder einfach kundtun, dass jede Frau allein entscheiden darf, ob sie es für nötig erachtet, künstlich nachhelfen zu lassen. Vollkommen unerheblich, ob dies vor, während oder nach den Wechseljahren geschieht.

Meistens tappte ich in die unsichtbare Falle und erklärte, dass mein Bauch schon etwas mitgenommener aussah als die weibliche Durchschnittswampe. Dass die vielen Operationen und die große Gewichtsabnahme für ein Plus an Hässlichkeit gesorgt hatten. Obwohl – und dann fing ich an, mir selbst zu widersprechen – Dritte wiederum die Meinung vertraten, ich hätte es bei den Bedingungen noch sehr gut getroffen.

Mit meiner Tochter konnte ich immer offen drüber sprechen. Sie kennt mich am längsten und hat bereits als Kind miterlebt, wie ich mich vor Schwimmbadbesuchen drückte, obwohl Wasser mein Element war. Sie weiß, wie mich meine Gewichtsabnahme beflügelt hat und dass es kein eitler Egotrip ist, wenn ich *trotzdem* noch nicht zufrieden bin. Obwohl sie sich Sorgen wegen der Operationsrisiken macht, unterstützt sie mein Vorhaben. Vor allem aber ist sie auch eine Frau und kennt meinen Körper.

Meine Freundinnen wissen ebenfalls um meine innere Haltung. Ich bin kein übermäßig eitler Mensch, und obwohl ich mich wie fast jede Frau gern mal aufdonnere, mag ich es am liebsten salopp und burschikos. Nicht unbeschwert in Top und Shorts schlüpfen zu können finde ich wesentlich ärgerlicher, als mich in engen Blusen wie eine Walküre zu fühlen. Dass ich mit siebzig Kilo und einer Größe von einem Meter siebzig gar nicht wie ein Schlachtschiff daherkomme, ist mir vollkommen klar. Zumal ich den Unterschied mit vierzig Kilo mehr auf den Rippen selbst am besten kenne.

Umso schwerer ist es für Außenstehende nachzuvollziehen, warum ich mich operieren lassen möchte. Hinzu kommt die Tatsache, dass es wohl nur wenige Frauen auf der Welt gibt, die nicht unbewusst vergleichen.

Wenn Kirsten sich schon hässlich findet, wie sehe ich dann in ihren Augen erst aus?

So geht es mir ja auch. Lese ich in einem Interview, dass ein Supermodel schlaflose Nächte wegen ihrer breiten Hüften hat oder eine verführerische Schauspielerin ihr dünnes Haar beklagt, kann ich nur müde lächeln. Deren Probleme hätte ich gerne. Wie kann man nur so wenig demütig sein und nach Perfektion streben? Das ist oberflächlich, dumm und langweilig. Doch jetzt stehe ich selbst so da. Egozentrisch, leichtsinnig, undankbar. Ein Widerspruch, mit dem ich zu kämpfen habe.

Mein Mann hielt es von Anfang für eine Schnapsidee, die Bauchdecke straffen zu lassen. Er sieht bis heute den Unterschied kaum. Eine Tatsache, die ich nicht fassen kann. Auch andere Leute – Masseure oder Mediziner zum Beispiel, also all jene, die mich unbekleidet sahen – empfanden meinen Anblick nicht als Angriff aufs Nervenkostüm. Selbst am Strand war mir noch nie jemand begegnet, der den Blick peinlich berührt von meinem Bikinibauch abgewendet hätte.

Aber *ich* fand ihn schrecklich. Und *darum* geht es. Man muss sich selbst gefallen, nur das ist das ausschlaggebende Kriterium für oder gegen einen Eingriff. Ich gefiel mir rein gar nicht mehr, auch wenn ich es mir selbst noch so schönredete. Sobald ich nackt war, vermied ich jeden Blick in den Spiegel. In Unterwäsche oder Badeklamotten fand ich es okay, aber komplett unbekleidet sah ich mich nur an, wenn es sich partout nicht vermeiden ließ.

Ich sprach nicht gern darüber, noch nicht mal mit meinem eigenen Mann. Nur in sehr intimen Momenten vertraute ich ihm an, dass ich mich in bestimmten Positionen, Stellungen oder bei gewissen Bewegungen unwohl fühlte – da konnte er mir noch so deutlich versichern, dass diese Sorge absolut unbegründet war. Mein Selbstbild war schrecklich. Ich schämte mich vor ihm, vor jedem, vor allem aber vor mir selbst. Ich machte es zum Tabuthema, obwohl ich normalerweise nicht dazu neige, mir etwas vorzumachen. Doch in Sachen Eigenwahrnehmung herrschte Sperrgebiet.

WER SOLL DAS BEZAHLEN?

Es dauerte einige Wochen, bis der Bericht des Beauty-Docs für die Krankenkasse bei mir eintrudelte. Parallel dazu verfasste ich ein Schreiben, in dem ich meinen Leidensweg erläuterte und den Antrag auf Kostenübernahme untermauerte.

Ich fand es ausgesprochen nobel von mir, mit keiner Silbe zu erwähnen, mir nicht nur die Brust, sondern auch den Bauch straffen lassen zu wollen. Von vornherein plante ich, diese Kosten selbst zu übernehmen, obwohl ich ohne medizinische Hilfe über vierzig Kilo abgenommen hatte und das Gewicht konstant hielt. Meine Gesundheit habe ich durch meine Konsequenz langfristig verbessert, und die Krankenkasse sollte sich glücklich über so eine vorbildliche Versicherte schätzen. Auch in puncto Migräne verursachte ich keine Kosten mehr.

Naiverweise ging ich davon aus, dass man mir mein lobenswertes Verhalten dankte, indem mein

Antrag auf Kostenübernahme für die stationäre Behandlung einer Mammareduktionsplastik anstandslos bewilligt wurde.

Sowohl der Beauty-Doc als auch ich belegten eindrucksvoll und mit allerhand Befunden, warum mir kleinere Brüste größere Lebensqualität und Beschwerdefreiheit bescheren würden. Ich schickte den Krempel ab und staunte nicht schlecht, als einen Monat später die Ablehnung in der Post lag. In dem Schreiben hieß es, auch der Medizinische Dienst habe nach Beratung festgestellt, dass „keinerlei wissenschaftliche Erkenntnisse über einen kausalen Zusammenhang zwischen Brustgröße bzw. Brustgewicht und orthopädischen Beschwerden" bestünden. „Eine Verbesserung Ihrer chronischen Rücken-, Nacken-, Schulter- und Kopfschmerzen wird nicht gesehen. Der MDK empfiehlt die konservativ-orthopädische Therapie mit Aufbau und Stabilisierung der Rückenmuskulatur". Im beigefügten Gutachten des MDK Sachsen wurde wortreich ausgeführt, warum ich mich nicht so anstellen sollte. Es konnte keine Brustkrankheit festgestellt werden. „Rein menschlich sind die Probleme der Versicherten mit großen Brüsten durchaus verständlich. Daraus allein kann jedoch nicht die Notwendigkeit zur Brustverkleinerungsoperation abgeleitet werden."

Soso, wie interessant. Zumal ich den psychischen Aspekt nur geringfügig erwähnt und mich vielmehr hauptsächlich auf die körperlichen Beschwerden gestützt hatte. Doch auch hier wusste man(n) offenbar besser Bescheid als der Facharzt und Patient. „Die Teilamputation eines Organes zur Entlastung bzw. Behandlung anderer Körperbereiche kann grundsätzlich nicht empfohlen werden", resümierte der Medizinische Dienst abschließend.

Mir fehlten die Worte bei all diesen Frechheiten, die nichts anderes besagten, als dass ich mir den ganzen Mist nur einbildete und gefälligst durchzustehen habe. Natürlich hätte ich Widerspruch einlegen und den Rechtsweg beschreiten können. Als ehemalige Anwaltsgehilfin war ich mit derlei Verfahren vertraut und zweifelte nicht daran, nach zwei oder drei Instanzen mein Anliegen durchgeboxt zu bekommen. Zumal ich im Internet längst gelesen hatte, dass Anträge auf Brustverkleinerungen häufig zuerst abgelehnt werden, um ihnen dann nach einem Widerspruch doch stattzugeben. Man setzt wohl regelmäßig auf Seiten des eigentlich zuständigen Kostenträgers darauf, dass genau das geschieht, was nun auch bei mir passierte: Ich gab kampflos auf.

Aus drei Gründen entschied ich mich sofort

dafür, die Kosten selbst zu tragen. Erstens konnte ich es mir glücklicherweise leisten, weil unsere Bücher sich gerade gut verkauften. Zweitens verspürte ich wenig Lust, meine Brüste vor wildfremden Gutachtern des Medizinischen Dienstes auszupacken und mich behandeln zu lassen wie ein Stück Dreck. Und drittens lief mir die Zeit weg. Wie lange wollte ich noch warten, bis ich endlich operiert wurde? Wann hätte ich ein Zeitfenster gefunden, in dem es passte? Vor mir lagen Buchmessen, Veröffentlichungen, Workshops … Ich wollte es endlich hinter mich bringen und das Thema abhaken.

Entschlossen rief ich in der Schönheitsklinik an und erzählte der Empfangsdame von der Absage.

„Ich hab mich entschieden, die gesamte Operation selbst zu bezahlen. Können wir einen Termin für die OP absprechen?", fragte ich.

„Wollen Sie wirklich keinen Widerspruch einlegen?"

„Nein, mein Mann und ich haben es uns reiflich überlegt. Ich möchte die Sache erledigen und bin mir sicher, es jetzt endlich durchzuziehen. Der Doktor hat gesagt, dass Sie im März noch Termine frei haben. Passt das?"

Obwohl ich sie nicht sah, spürte ich ihre Überraschung durchs Telefon. „Nein, absolut ausgeschlossen, da ist schon alles voll. Wir sind auf Monate ausgebucht."

Es war Januar, ich hatte mich fest darauf eingestellt, mich rund um die Leipziger Buchmesse im März operieren zu lassen. Hatte bereits Termine gecancelt, mich innerlich auf die Ablehnung der Kostenübernahme eingestellt und dieses alles dem Arzt im Beratungsgespräch mitgeteilt. Und nun war kein Termin frei? Am liebsten wäre ich gepflegt ausgerastet, aber ich atmete beherrscht tief durch.

„Dann geht es vermutlich auch nicht im Februar oder April?"

„Tut mir leid, nein."

Na super. Im Sommer konnte ich wiederum nicht. Ich unterdrückte die Tränen und bemühte mich, nicht kindisch zu reagieren.

„Dann muss es bitte Anfang Oktober sein."

„Das bekommen wir hin!"

Erleichtert, aber auch ein bisschen frustriert vereinbarte ich einen Termin für den achten Oktober. Ein Dreivierteljahr zu warten gefiel mir gar nicht, aber ich konnte es nicht ändern.

KNOCK-OUT

Ich wache aus der Narkose auf. Rechts neben mir steht der Beauty-Doc. Links sitzt Marcus auf einem Stuhl. Ich bin in meinem Patientenzimmer und spüre nichts als meinen Bauch. Die Frage, ob er auch gemacht wurde, erübrigt sich also. Aua. Großes Aua. An der Brust spüre ich bis auf den Verband gar nichts. Mir ist weder schlecht, noch tut mir der Hals weh. Keine Nierenschale wegen Erbrechens nötig, kein Migräneanfall. Das habe ich schon ganz anders erlebt und bin dankbar. Die Männer reden miteinander, vielleicht auch schon mit mir – das kann ich wegen meiner Benommenheit nicht beurteilen und bemühe mein Sprachzentrum.

„Hey!"

„Ah, da sind Sie ja wieder!"

„Hallo, Schatz!"

Ja, ja, Schluss mit den Höflichkeiten, denke ich. Mich interessiert gerade nur eines: „Wie groß ist denn jetzt mein Körbchen?"

„Frauen …“, murmelt Marcus fassungslos. Aber es ist mir halt wichtig, Schmerzen hin oder her.

Mein Doc lächelt fast entschuldigend. Ich mag ihn, er ist so dynamisch. So muss ein Schönheitschirurg sein. Smart, vertrauenserweckend und des Redens mächtig. Nicht zu alt, nicht zu jung, nicht zu sexy, nicht zu abstoßend. Ich möchte bei einem Faltenklempner keine Komplexe bekommen, aber mich trotzdem nicht fragen müssen, warum er mit schwarzen Zähnen und deformierten Körperteilen herumläuft, obwohl er an der Quelle sitzt.

„Da war ja nicht mehr so viel“, erklärt er. „Vielleicht ein B-Körbchen. Mehr nicht.“

Juchhu! Zwar verstehe ich nicht so genau, wie er das meint, aber das spielt auch keine Rolle. Von F auf B – ich bin im Himmel!

„Ich liebe Sie“, entfährt es mir.

Marcus lacht erschrocken auf. Weia, habe ich das wirklich gesagt? Ich bin zu schwach, um mir über postoperative Gefühlsausbrüche den Kopf zu zerbrechen. Doch noch Monate später wird er mich damit aufziehen, dass ich frisch operiert einem anderen Mann eine Liebeserklärung gemacht habe. Und ich schäme mich bis heute, aber das war nun mal mein erster Gedanke: Endlich kleine Titten!

Ich verspüre keinerlei Drang, herumzuschreien wie meine Zimmernachbarin. Mein Körper liegt fest verzurrt unter der Bettdecke. Die Knie sind erhöht, genau wie mein Oberkörper. Es darf kein Zug an meiner Bauchnarbe entstehen, das wusste ich vorher. Auf dem Rücken gebettet wie der Buchstabe W spüre ich alles und nichts zugleich. Dennoch ist es erträglich, und ich bin in der Lage, normal zu kommunizieren und die dringlichsten Fragen loszuwerden.

„Wie spät ist es?"

Ich höre die Antwort und vergesse sie sofort wieder.

„Wie lange hat die OP denn gedauert?"

„Fünfeinhalb Stunden."

Oha, so lange. Mir wird klar, warum ich so begriffsstutzig bin – es ist der Mix aus Schmerzmitteln und dem Umfang des Eingriffs.

„Und mein Bauch sieht jetzt aus wie der von J Lo oder Helene Fischer?"

„Mindestens! 830 Gramm haben wir da etwa wegbekommen."

Bah, diese Bilder im Kopf ... Ich schiebe sie beiseite.

„Wow! Wie viel Gramm obenrum?"

„Puh, wie gesagt, das war fast nur Haut ...", druckst er. Erst jetzt schnalle ich, dass er mich vor

Peinlichkeiten verschonen will. Das ist ja wirklich äußerst ehrenhaft und erst recht der endgültige Beweis, wie wichtig diese OP war. Ich hatte im Vorfeld vergeblich versucht, das Gewicht der einzelnen Brüste zu bestimmen. Irgendwann beschloss ich, dass es 500 Gramm pro Seite sein könnten, aber da hatte ich mich wohl gründlich verkalkuliert. Vielleicht ist dies auch der Grund dafür, warum mir nie jemand meine BH-Größe glauben wollte. Ich werde es wohl nie erfahren und für immer mit der Gewissheit leben, jahrelang zwei schlaffe Hautlappen mit mir rumgeschleppt zu haben, die mich vollkommen zu Recht ankotzten.

Unfähig, mich auf ein Thema zu fokussieren, wandert mein Blick zwischen Marcus und dem Arzt hin und her. Zwischendurch versuche ich, mir einen ersten Eindruck über meinen Gesamtzustand zu verschaffen, aber es gelingt mir nicht. Wenn ich an mir runterschiele, sehe ich Weiß. Kompressionswäsche, Verbandszeug, OP-Hemd.

„Das meiste, was ich Ihnen jetzt erzähle, vergessen Sie sowieso wieder. Aber ich komme mehrmals täglich zu Ihnen und erkläre Stück für Stück, wie es weitergeht. Es ist jedenfalls super gelaufen, und Sie haben es geschafft." Der Beauty-Doc prüft die Drainagen und alles, was sonst noch an mir rumhängt – diesen wabernden Anblick vermeide ich grundsätzlich, weil ich das hochgradig ekelig finde. Er nickt zufrieden. „Sieht vorbildlich aus, nur wenig Wundwasser."

„Okay, danke."

„Sie bleiben jetzt sowieso erst mal bis morgen liegen. Wenn Sie mal müssen, bringt man Ihnen eine Bettpfanne. Bis später."

„Yippie."

Im Liegen zu pinkeln hasse ich besonders, allerdings ist es mir momentan fast gleichgültig. Ich bin so müde. Erschöpft schlafe ich ein, während Marcus neben mir wacht. Ich ahne, dass die Wirkung der Schmerzmittel bald nachlässt und genieße die restliche Sedierung. Obwohl ich meinen Mann am liebsten durchgehend bei mir hätte, weil er eine so herrlich beruhigende Wirkung auf mich hat, schicke ich ihn irgendwann nach Hause und lasse mich stattdessen von den Krankenschwestern betüdeln.

Sie sind ein Traum. Aufmerksam, immer da, wenn man sie braucht, und kein bisschen genervt. Selbst der Umgang mit der Bettpfanne gelingt mir in dieser Umgebung leichter als sonst, was bestimmt mit der entspannten Ausstrahlung der Mitarbeiter zu tun. Man bringt mir alles, was das Herz begehrt: Tee, Wasser, Saft, Brot, Käse, Joghurt, Gemüse … Mein Appetit ist aber noch verschwunden, was beweist, dass es mir wirklich nicht so prickelnd geht. Normalerweise kann ich immer essen, doch heute verzichte ich lieber, zumal mein zuverlässiger Krankenstandbegleiter – die Verstopfung – bestimmt nicht lange auf sich warten lässt.

Die Schmerzen nehmen stetig zu. Viel trinken soll ich, denn das Lymphsystem wird arg beansprucht bei solchen Eingriffen. *Wie* arg, bekomme ich schon bald heftig zu spüren. Mein ganzer Körper ist in Aufruhr, besonders der Bauch.

Am allerschlimmsten ist der Kompressionsgurt. Er macht mich wahnsinnig. Dort, wo es ohnehin schon am meisten schmerzt, drückt nun ein steifes, enges Folterinstrument alles zusammen, was sich zwischen Brust und Schamgegend befindet. Ich fühle mich wie eine in Zwirn zusammengerollte Roulade, die sehnsüchtig darauf wartet, dass jemand den verdammten Faden durchtrennt. Sechs Wochen lang Tag und Nacht in diesem Ding auszuhalten übersteigt meine Vorstellungskraft. In mir rumort es, ich bekomme Blähungen der allerübelsten Sorte, die Narbe schmerzt, mein Bauch ist ein einziger Schmerz. Scheiße, das kann ja echt noch heiter werden!

Gott sei Dank habe ich ein Einzelzimmer mit Fernseher. Alle paar Minuten schalte ich die Glotze ein und wieder aus. Ich kann mich auf kein Programm konzentrieren und schwanke zwischen Euphorie und Verzweiflung. Hoffentlich geht dieser extreme Zustand so schnell wie möglich vorbei.

Die Nachtschwester ist ein Schatz und bietet mir Schlafmittel an. In einem Zustand geistiger Umnachtung lehne ich dankend ab, weil ich glaube, dass ich ohnehin nicht schlafen kann. Fataler Fehler. Gegen vier Uhr morgens bin ich vollkommen erledigt, sodass ich beim Zappen durch Shoppingkanäle etwas eindöse. Kurz zuvor habe ich ein Handyfoto vom *Dyson Airwrap* gemacht – einem sensationellen Föhn, den ich mir unbedingt zum fünfzigsten Geburtstag im März wünschen muss. Irgendwie witzig, dass ich ausgerechnet in einer Schönheitsklinik beim Fernsehen auf Stylingprodukte stoße. Vielleicht ist es doch noch nicht mein Ende, wenn meine Gedanken um solch banale Dinge kreisen. Solange ich mich noch mit meiner Frisur beschäftige, kann es so schlimm ja nicht sein.

Ist es auch nicht. Ich habe die erste Nacht überlebt und bin verdammt stolz auf mich. Es ist vollbracht, ich habe einen neuen Körper. Wie sieht er eigentlich aus? Ich kann wegen der vielen Schichten Verbandszeug und Kompressionswäsche nicht viel erkennen. Mein OOTD – Outfit Of The Day – sieht folgendermaßen aus: weiße Thrombosestrümpfe, Slip, weißer Kompressionsgurt mit vier breiten Klettverschlüssen, die quer über dem gesamten Bauchbereich verschlossen sind, schwarzer Kompressions-BH mit vielen kleinen Hakenverschlüssen vorne, darüber ein schwarzes Nachthemd mit Spaghettiträgern. Auf den Narben befinden sich breite Pflaster und Verbände. Über mir liegt eine Bettdecke, die ich nachts gegen eine dünnere habe austauschen lassen. Verdammte Wechseljahre.

Inzwischen habe ich dreimal ins Bettpfännchen gepinkelt. Alles geht, wenn man sich zusammenreißt. Trotzdem freue ich mich darauf, bald das erste Mal aufstehen zu dürfen. Ich erinnere mich gut, wie ich mich dabei einst beim ersten Kaiserschnitt angestellt hatte. Ich empfand es als absolute Zumutung, mir diese Schmerzen selbst anzutun, und heulte Rotz und Wasser. Beim zweiten Kaiserschnitt war ich schon wesentlich robuster, und bei der Gebärmutterentfernung konnte ich es kaum abwarten, aus dem Bett zu kommen. Darum habe ich heute das Ziel klar vor Augen, so schnell wie möglich mobil zu werden – trotz der wesentlich längeren Narbe und der stärkeren Schmerzen.

THE DAYS AFTER

Mein Frühstück ist üppig. Wie in einem Hotel werde ich mit Kaffee, Tee, Wasser, Saft, Toast, Ei und Aufschnitt verwöhnt – und beherrsche mich. Das Thema Verdauung plagt mich wie schon so oft im Leben. Wie soll ich bei diesem Druck auf dem Bauch jemals auf Toilette gehen? Je mehr ich esse, desto schmerzhafter wird die Verstopfung. Außerdem habe ich gelesen, dass man nach einer Bauchstraffung vermeiden sollte, auf dem Klo zu drücken. Bislang zog ich es vor, dieses Wissen zu verdrängen, doch jetzt bahnt sich die Angst ihren Weg. Also widerstehe ich und esse nur das Nötigste. Aus Erfahrung weiß ich, dass ich mir erst Sorgen machen muss, wenn ich keinen Appetit mehr habe. Und da ich den fast immer habe, sollte mein Leben eigentlich sorgenfrei sein.

Ich versorge meine Familie und die engsten Freunde mit ein paar Selfies. Alle wundern sich, dass ich frisch und munter aussehe. Das stimmt sogar: Obwohl ich mich nicht wie das blühende Leben fühle, könnte es schlimmer sein. In erster Linie bin ich froh, es komplikationslos überstanden und meine Ängste überwunden zu haben. Ständig lauerte in meinem Hinterkopf die Sorge, zwei trauernde Kinder zu hinterlassen, bloß weil ich unbedingt kleine Titten wollte. Mit diesen Gewissensbissen konnte ich bis zum Schluss schlecht umgehen. Aber die bin ich endgültig los, jetzt muss ich Geduld aufbringen und darf mich ausschließlich auf mich selbst konzentrieren. Für mich als Oberglucke ist das ein neues Gefühl. Auch wenn meine Kinder längst erwachsen sind, entkomme ich der Mutterrolle selten bis nie. Ich denke einfach ständig daran, was meiner Tochter oder meinem Sohn passieren könnte. Das stresst enorm und nutzt niemandem. Ich glaube, die Entscheidung für diese Operation war auch eine Entscheidung für mich als eigenständige Person. Egoistisch zu sein fällt mir unglaublich schwer, und ich empfinde den Eingriff nach wie vor als egoistisch, obwohl ich genau weiß, was für ein Quatsch das ist. Vielleicht strahle ich deswegen so viel Tapferkeit und Frohsinn aus. Ich bin unfassbar erleichtert. Das hier mache ich nur für mich.

Ich werde umsorgt wie ein Baby und feiere den

Umstand, in einer Privatklinik zu liegen. Fast möchte ich der Krankenkasse für ihre Ablehnung danken, aber so weit gehe ich dann doch nicht. Ständig kommt jemand rein und fragt, ob ich noch einen Wunsch habe. Ich habe jedoch nur einen Wunsch, den mir niemand erfüllen kann: Bitte lass es sechs Wochen später sein! Ich hasse den Kompressionsgurt so sehr!

McDreamy tritt ein.

„Wie war die Nacht?"

„Hatte schon bessere Nächte, aber was soll's."

„Reichen die Schmerzmittel?"

Ehrlich gesagt: nein. Mit schlappen Ibuprofen 600 auskommen zu müssen, ist irgendwie unnötig, wenn man nicht gerade verreckend im Schützengraben liegt und nur seinen Militärrucksack mit dem Allernötigsten dabeihat. Außerdem wurde mir versichert, dass ich immer was gegen die Schmerzen bekommen kann. Ich überwinde mein albernes Heldentum.

„Offen gestanden, wäre mir eine intravenöse Ladung Schmerzmittel sehr recht."

„Na klar", antwortet er und verpasst mir über den noch vorhandenen Zugang am linken Arm eine wundervolle Dröhnung. Hätte ich bloß ein paar Stunden früher gefragt, ich bin so blöd!

„Dann bis später, ich schau noch mal rein."

Kurz danach kommt der Beauty-Doc und checkt sein Werk. Er ist zufrieden und erlaubt mir, gleich aufzustehen.

„Es kann nichts kaputtgehen, keine Angst. Machen Sie langsame Bewegungen, gehen Sie nach vorn gebückt. Aber fangen Sie an, ein bisschen durchs Zimmer und über den Flur zu gehen. Wenn Sie sich später mal hinsetzen, dann immer so, wie es unsere Eltern verboten haben." Er macht es mir auf dem Besucherstuhl vor, indem er sich hinlümmelt. Den Po vorgeschoben, die Beine nach vorn.

Eine Krankenschwester stöpselt mich ab. In ein paar Stunden wird jemand sogar schon die erste Drainage entfernen. Das geht fix hier. Erstaunlich und sehr angenehm.

Das Aufstehen klappt gut. Eindeutiger Vorteil meiner bisherigen Bauchschnittkarriere. Wenn man von vornherein weiß, dass es ordentlich zwiebelt, ist es gar nicht mehr so schlimm. Dankbar schlurfe ich geduckt zur Toilette und wage einen Blick in den Spiegel über dem Waschbecken. Eigentlich wasche ich meine Haare täglich, aber daran ist derzeit nicht zu denken. Erst in einer Woche darf ich wieder duschen, bis dahin sind Einmalwaschlappen meine besten Freunde. Noch ist der Anblick erträglich, aber das wird sich in wenigen Tagen ändern.

Zuerst fallen mir im Spiegel sowieso meine Wahnsinnshupen ins Auge. Klein, geschwollen und mindestens zwei Etagen höher als vorher. Ich bin schwer begeistert. Was für dralle Prachtexemplare; ich ginge glatt als alternder Pornostar durch! Ich kann mich nicht dran erinnern, jemals die Brüste so weit oben gehabt zu haben. Sie sind einfach der absolute Wahnsinn und übertreffen meine Erwartungen um Längen. Niemals hätte ich damit gerechnet, dass sie so toll werden. Ich erhoffte mir Normalität und Unauffälligkeit, doch was ich sehe, ist Formvollendung. Ich werde jeden Tag mit ihnen genießen und bete für eine möglichst lange Haltbarkeit.

Seltsam allerdings muten die beiden Pflaster über den Brustwarzen an. Die sind mir schon im Bett aufgefallen, wenn ich an mir runterschaute. Was sollen die Pflaster oben auf meiner Brust? Ich kann mir keinen Reim drauf machen. Dass die Nippel abgeklebt sind, ist logisch. Auch die Verbände darunter. Aber darüber? Sehr komisch, doch ich vergesse ständig, danach zu fragen. Wird schon alles seine Richtigkeit haben.

* * *

Ich leide unter heftigen Narkosenachwirkungen in

Form von Gedächtnisschwund und vergesse alle paar Minuten, was gesagt und erklärt wurde. Ich weiß nicht mehr, ob ich meine Mutter schon angerufen oder welche Details ich Marcus bereits erzählt habe. Dass man mir vorhin frischen Tee hingestellt hat, bekomme ich nicht mit, und wann genau die Schwester mir einen neuen Kompressionsgurt bringen wollte, ist mir entgangen. Meine jetzige Bandage ist zu lang für meinen kurzen Oberkörper. Das Mieder hat vier breite Klettverschlüsse, und ich werde demnächst eins mit dreien bekommen. Gott sei Dank, immerhin eine kleine Freude für meinen geplagten Bauch.

Die Zeit vergeht schnell, und ich übernehme mich beim Aufstehen. Der Arzt hat mir geraten, regelmäßig einige Schritte zu gehen. Ruhig mal über den Flur, waren seine Worte, auch ein paar Treppenstufen könnten nicht schaden. Tja, offensichtlich war ich zu eifrig oder sein Rat zu ehrgeizig. Jedenfalls stelle ich nachmittags fest, dass Blut durch Verbandszeug und Kompressionsgurt links aus meiner Bauchnarbe austritt. Es muss eine Menge Blut sein, wenn es durch all die Stofflagen dringt. Verdammte Scheiße! Mir wird schwindelig, ich gerate ins Schwitzen und klingele eine Schwester herbei.

Das erste Mal kann ich mich nicht mehr zusammenreißen und fange an zu heulen. Ich habe entsetzliche Angst, dass irgendwas auseinandergerissen ist, ich erneut operiert werden oder am Wochenende in eine andere Klinik muss. Denn diese Unterkunft hat in meinen Augen einen einzigen Nachteil: Am Wochenende ist hier dicht.

Da ich am Dienstag operiert wurde, es bereits Mittwoch ist und ich am Freitag rausfliege, geht mir mächtig die Düse. Die Krankenschwester bemuttert mich. Ich vermute, sie ist der Meinung, ich hätte noch länger liegen müssen, und die Mobilisierung wäre zu flott über die Bühne gegangen. Dass Ärzte diesbezüglich mitunter etwas forscher als die Angestellten an der Front sind, würde ich nicht zum ersten Mal erleben. Die Kombination mit meiner Mentalität, keine Schwäche eingestehen zu wollen, ist vielleicht etwas ungünstig.

Spielt aber auch keine Rolle, denn schnell ist mein Beauty-Doc da, versorgt die Narbe an der entsprechenden Stelle – dort, wo es auch schon während der OP am meisten geblutet hat – und macht mir Mut. Es kommt vor, dass so was passiert, das sei nicht schlimm. Trotzdem möge ich mich jetzt ausruhen, es mir gemütlich machen und ein paar Gänge runterschalten.

„Sie hatten eine sehr große OP, vergessen Sie das bitte nicht."

Ab sofort werde ich noch stärker umhegt und

gepflegt, was einerseits die Diva in mir zum Vor-
schein bringt, mich andererseits aber besorgt. Auch
wenn ich tief im Herzen ein faules Schwein bin,
kann ich schlecht untätig sein und gefalle mir in
der leidenden Rolle nicht.

Nichtsdestotrotz jammere ich Marcus in den
nächsten Stunden die Ohren voll, weil ich ziemlich
große Angst hab, doch er ist cool wie immer und
sieht das alles wie der Beauty-Doc. Meine Ängste
seien übertrieben. Shit happens, vergeht jedoch in
den meisten Fällen. Und sie haben beide recht: Die
Blutung versiegt, mein schummriger Zustand verschwindet, alles ist wieder gut.

* * *

Müde und euphorisch zugleich zappe ich durch
TV-Kanäle, döse vor mich hin und spiele mit den
Funktionen des Pflegebetts. Wie das in ein paar
Tagen zu Hause funktionieren soll, ist mir schleierhaft. Jegliche Spannung auf die Bauchdecke ist
nicht nur verboten, sondern ohnehin unmöglich.
Wenn ich gehe, soll ich mich vornübergebeugt wie
ein Neandertaler halten. Daran muss man mich
gar nicht erinnern – ich tu das von ganz allein. Wie
eine alte Oma schleiche ich in meinem sexy Look
vom Bett aufs Klo und wieder zurück.

Die Arme darf ich auch nicht hochreißen; es wäre allerdings sowieso ein Akt der Unmöglichkeit. Ich ähnele einer geflickten Stoffpuppe, die nach trostlosen Jahren auf der hintersten Regalecke wieder in Form gebracht wurde, damit die Gliedmaßen nicht schlaff in der Gegend baumeln. Mein Oberkörper ist verzurrt wie ein zu fest geschnürter Turnschuh, in dem man sich erst einlaufen muss, bevor sich der Fuß gemütlich eingeruckelt hat. Bloß, dass das beim Sneaker wesentlich schneller geht als beim Aufbitchen. Ein Spaziergang ist dies buchstäblich nicht. Bis ich mich wieder der Länge nach aufrichten, die Arme ausbreiten und ausladende Schritte machen kann, werde ich noch viel Geduld aufbringen müssen.

Gleichzeitig bin ich unsagbar glücklich. Das, was ich bislang bei den Verbandswechseln erkennen konnte, ist großartig. Ich bin regelrecht verliebt in meine neuen Brüste, außerdem sind die schrecklichen Rettungsringe weg. So richtig kann ich das zwar in den kurzen kompressionsfreien Zeiten nicht erkennen, aber der Vorgeschmack auf mein neues Leben ist umwerfend. Der Bauch sieht so herrlich normal aus, er passt zu mir. Wenn mich die kurzen Eindrücke nicht täuschen, habe ich jetzt genau die Körpermitte, die eine durchschnittliche Frau um die fünfzig verdient hat. Ein Bauch, der schon immer gern Schokolade und Käsebrötchen in sich beherbergte und einen weiten Bogen um Sit-ups schlug. Der sich aber durchaus auch mäßigen konnte, seit Jahrzehnten Wasser statt Cola speichert und der ausgedehnte Spaziergänge mitgemacht hat. In ihm wurden Babys ausgetragen, er wurde dick und wieder dünn, und er hat vermutlich mehr als ein halbes Leben hinter sich. Ein durchtrainierter Body mit geringem Fettanteil wäre eine Lüge und stünde im klaren Kontrast zu Hintern und Oberschenkeln.

Doch die breiten Rettungsringe über und unter dem Bauchnabel waren eine Frechheit und zeigten nicht das, was ich im Spiegel sehen wollte, wenn ich in Unterwäsche davorstand. Ich hatte ein Anrecht auf Zufriedenheit und habe sie bekommen.

Endlich muss ich mich nicht mehr genieren. Ich kämpfe mit der Versuchung, meinen eigenen Körper als ästhetisch zu bezeichnen, weil Eigenlob stinkt und andere sich für meinen Rumpf schämen und meine Selbstwahrnehmung immer noch als gestört einstufen würden. Aber doch, ich trau mich: Die Ästhetik ist wiederhergestellt.

* * *

Ehrlich gesagt kreisen meine Gedanken fortwährend um zwei Sachen: Ab wann sollte ich mir Sorgen ums Abführen machen, und was ziehe ich an, wenn die Wunden verheilt sind? Ich freue mich so sehr auf Oberteile, in denen ich nichts mehr verstecken muss! Endlich ist es real, ich kann es nicht glauben, und starre immer wieder an mir runter. So hoch oben habe ich meine Brüste seit langem nicht gesehen. Vielleicht auch nie, ich kann mich jedenfalls nicht dran erinnern.

Beim nächsten Verbandswechsel wird dann das Rätsel gelöst – ich bin sprachlos. Das Pflaster oberhalb der Brustwarze befindet sich nicht *drüber*, sondern *drauf*! Fassungslos begreife ich meinen Irrtum, der zu peinlich ist, um ihn vor dem Arzt und der Schwester auszusprechen. Wie konnte ich nur so blind sein, das nicht zu begreifen? Mit Freudentränen kämpfend, starre ich auf meine erstaunlich hoch sitzenden Nippel.

„Es ist viel besser geworden, als ich es mir erträumt hatte", stammle ich.

„Obwohl Sie wirklich ganz schön blau sind", entgegnet der Doc lachend. „Das sieht man auch nicht alle Tage. Meine Güte, sind Sie blau!"

Glaub ich ihm sofort. Ich könnte Konkurrenz mit jedem Schlumpf aufnehmen. Auch die Oberschenkel nehmen wegen der Thrombose-Spritzen eine hübsche Farbe an. Zudem ist der Busen prall geschwollen – ich biete einen skurrilen Anblick und finde ihn trotzdem großartig.

* * *

Es gab schon angenehmere Momente im Leben, aber als die Drainage am Bauch gezogen wird, ist es weniger schlimm als befürchtet. Ich soll ein bisschen husten, dann macht es kräftig Plopp und Ziep. Ah, verdammt! Doch schnell ist es im Gegensatz zu den sonstigen Befindlichkeiten vorbei, und ich atme erleichtert aus. Nicht mehr verkabelt zu sein, ist sehr befreiend.

Dennoch ist der Gesamtzustand nichts für Weicheier. Ich kann nur in homöopathischen Dosen schlafen und fiebere jeder neuen Ibu-Einnahme entgegen. McDreamy, den ich bei seinem letzten Besuch in Privatklamotten um eine erneute Dröhnung gebeten hatte, zeigte sich leicht überfordert, weil mein Schmerzkatheter am Arm bereits entfernt worden war. Er könnte sich zwar darum kümmern … Seinem Feierabendgesichtsausdruck entnahm ich, dass er keine große Lust hatte. Blöderweise wiegelte ich ab, ich schaffte das auch ohne Infusion. Falsche Zurückhaltung, aber selbst schuld.

Die Schmerzen im Bauch kann ich schwer beschreiben. Sie wirken dennoch so, als sei alles richtig. Was allerdings komplett falsch läuft, ist mein Kloproblem. Ich werde mit Abführmitteln und Einläufen versorgt, alle sind sehr lieb, doch schlussendlich zeichnet sich deutlich ab, dass dieses Thema mich weiterhin beschäftigen wird und für zusätzliche Plage sorgt.

Einerseits freue ich mich auf zu Hause, andererseits würde ich gern in der Klinik bleiben. Ich bin alles andere als körperlich fit, wirke jedoch zäh und widerstandsfähig. Die Untersuchungen und Besprechungen sind viel engmaschiger als in einem normalen Krankenhaus, nicht eine Sekunde fühle ich mich hier allein.

Ein Interview mit Guido Maria Kretschmer kommt mir in den Sinn. Er berichtete von seinem geplanten Umzug von Mallorca nach Hamburg und davon, wie es sich in seiner prachtvollen Villa auf der Baleareninsel leben ließ. Sein Mann und er hätten im Laufe der Jahre regelmäßig Besuch von guten Freundinnen bekommen, die sich dort nach ihren kräftezehrenden Beauty-OPs bei international bekannten Schönheitschirurgen in aller Ruhe und Diskretion ausruhten. Goldie Hawn zum Beispiel habe sich gern an ihrem Pool entspannt.

Hach, das könnte mir auch gefallen, im Privatflieger zu Guido zu jetten! Aber ich hab ja schon ein Leben und bin eindeutig nicht Goldie Hawn.

Als ich am Freitag entlassen werde, bekomme ich mehrere Notrufnummern meines Beauty-Docs und weiß, dass mir nichts passieren kann. Marcus ist bei mir, ich kann jederzeit den Arzt anrufen und bin Anfang nächster Woche ohnehin wieder in der Praxis. Aber wohl ist mir nicht dabei, auf das praktische Bett zu verzichten.

KISSENSCHLACHT

Treppensteigen soll ich so wenig wie möglich. Ich habe es in der Klinik bereits gelernt und schaffe es ohne große Schmerzen. Man spürt zwar jeden Schritt, aber es sind eher Vernunft und Vorsicht, die einen zur Langsamkeit zwingen. Dass ich unglaublich vorsichtig sein soll, ist mein Mantra für die nächsten Wochen. Inzwischen haben der Beauty-Doc und die Schwestern wohl gemerkt, dass ich dazu neige, mich zu übernehmen. Ich habe nicht vor, die Warnungen in den Wind zu schlagen. Meine Angst, dass irgendwas aufreißen könnte – und sämtliche Ängste konzentrieren sich bei mir ausschließlich auf den Bauch, weil mir am Busen nach wie vor rein gar nichts wehtut – ist riesig. Außerdem geht es mir echt schlecht.

Wir wohnen im fünften und sechsten Stock unterm Dach. Unser Schlafzimmer, Gästezimmer und das Bad befinden sich oben. Wohnzimmer, Küche, die beiden Arbeitszimmer und ein Gästebad darunter. Ich hatte vorgesorgt und kleine Wasserflaschen, Kissen zum Auspolstern und Unterwäsche, Socken und Jogginganzüge griffbereit verteilt. Bücken, recken und schnelle Bewegungen kann ich vorerst vergessen. Marcus dient als mein Untertan; wir wollen das so. Weder möchte ich, dass meine Mutter oder meine Tochter mich bedienen, noch will ich Freundinnen herumscheuchen. Wenn ich krank bin, habe ich am liebsten meine Ruhe, Marcus geht es genauso. Wir waren uns also einig: Er macht das.

Da ich sowieso nichts anderes tun kann, außer abzuwarten, habe ich mir genau überlegt, wie ich unnötiges Treppensteigen vermeiden kann. Normalerweise renne ich ständig auf und ab, doch zukünftig plane ich meine Unternehmungen in den eigenen vier Wänden.

Als wir zu Hause ankommen, bin ich ziemlich erledigt und will erst mal nur in mein Bett. Marcus hat kissenmäßig alles gegeben, damit ich die Knie anwinkeln kann und Rücken und Kopf hoch gelagert sind, aber wir merken sofort, dass meine Befürchtungen berechtigt waren. Das ist alles scheiße. Ich vermisse das Pflegebett von der ersten Sekunde an. Doch ich will tapfer sein und meinen Mann nicht übermäßig strapazieren. Als Überraschung hat er mir eine Messingklingel auf den Nachttisch gestellt – genau so eine, wie sie in der Kultserie *Breaking Bad* vom Verbrecher-Opa Hector benutzt wird. Hector kann nicht sprechen und kommuniziert via Klingel. Ich sag mal so: Marcus wird das witzige Geschenk noch bereuen!

Auf dem Rücken zu schlafen fällt mir unglaublich schwer, darum habe ich mir angewöhnt, es mir mit Hilfe von Kissen seitlich einigermaßen bequem zu machen, um zumindest für eine Stunde auf der Seite schlafen zu können. Dabei bemühe ich mich, meine jeweils unten liegende Brust nicht zu quetschen, den Kompressionsgurt nicht zu verdrehen – das passiert nämlich ständig und ist besonders ärgerlich, wenn sich das harte Gestänge an den Seiten versehentlich ins Fleisch bohrt. Auch blöd: Der jeweilige Außenpunkt der Bauchnaht – sehr empfindlich übrigens – drückt in die harten Punkte des Gurts.

Aus diesen Gründen ist es ratsam, starr in einer Position zu verharren, als würde man bei einem Banküberfall seinen Tod vorgaukeln. Wer sich bewegt, wird mit gequetschtem Euter oder sofortigem Erschießen bestraft.

Habe ich mir also mühsam eine Seitwärtsschläferkissenkonstruktion zusammengebastelt und befinde mich in der glücklichen Situation, dass sämtliche Kompressen, Slip, Hemdchen, BH, Gurt und Thrombosestrümpfe glatt anliegen, kuschele ich mich erschöpft in das Gebilde und hoffe, so lange wie möglich in dieser Stellung aushalten zu können.

Sobald ich mich rühre und zu plump auf den Rücken gleite, ist außerdem der Kissenturm für die Knie zerstört. Ein echtes Drama – auch für denjenigen, der auf der anderen Hälfte des Bettes schläft. Ächz, stöhn, jammer, schimpf. Ich komme mir vor wie eine Wühlmaus mit ADHS.

Die Schlafsituation lässt sich nicht schönreden. Sie ist zum Kotzen und zermürbend.

Um die miese Lage zumindest etwas zu optimieren, startet Marcus einen Marathon durch die Sanitätshäuser der Stadt. Diese haben nicht nur eingeschränkte Öffnungszeiten, sondern auch verdammt wenig zu bieten. Dabei möchte ich nur Keilkissen, Knierollen oder ähnliche Hilfen haben, die das Krankenhausbett ersetzen. Kann es wirklich angehen, dass ich die Einzige mit diesem temporären Problem bin?

Offensichtlich ja. Die Suche vor Ort bleibt erfolglos – es sind noch nicht einmal herkömmliche Hilfsmittel erhältlich, die man aus Physiotherapiepraxen kennt. Die müsse man erst bestellen, das dauert, heißt es wenig hilfsbereit. So viel also zum

Thema Unterstützung des lokalen Einzelhandels. Marcus klemmt sich ans Telefon und findet einen netten Anbieter, der mir aus Schaumstoff eine XXL-Rückenstütze anfertigt und sie bereits am Folgetag losschickt. Zusätzlich ordert mein armer Mann in einem anderen Shop eine sogenannte Dreiviertelrolle. Er tut mir inzwischen schon so leid, dass mir der Spaß am Klingeln vergeht.

Ich erbat die Kissen megagroß und extra breit. Darum bin ich selbst schuld, dass bereits nach wenigen Minuten auf den neuen Polstern mein Nacken versteift. Wie die Prinzessin auf der Erbse leide ich vor mich hin und grüble, in welche freie Schrankecke das Zeug gestopft werden soll. Was für eine sinnlose Geldausgabe. Vorsichtshalber verkneife ich mir die Bitte, alle überflüssigen Kissen zu verstauen, damit die Wohnung ordentlich aussieht. Ich befürchte, mein Mann verschwindet sonst zum Zigaretten holen und kommt nie wieder.

„Schatz, kannst du mir noch einen Gefallen tun?", wispere ich. „Dann lasse ich dich wirklich in Ruhe."

Er lässt sich keine Ungeduld anmerken, aber ich weiß, dass er genervt ist. Jeder wäre genervt. „Klar, schieß los."

„Ich hab mir überlegt, dass ich im Gästebett auf

dem Rücken schlafe. Da brauche ich also die Erhöhung für die Beine. Und hier im Schlafzimmer liege ich auf der Seite."

„Aber das geht doch nicht, du kannst doch nicht immer hin- und herwandern, bloß, weil du dich umdrehen willst."

„Doch, sonst gehen wir bald beide auf dem Zahnfleisch. Ich glaube, derzeit sind zwei Nachtlager am sinnvollsten. Ich hab eh nichts Besseres zu tun."

Also drapiert er wie gewünscht die Kissentürme für die zartbesaitete Madame, die des Nachts alle paar Stunden auf Wanderschaft geht.

* * *

Mein Bauch quält mich rund um die Uhr. Er rumort, drückt, schwillt an, bläht auf, drückt und presst von oben nach unten, von links nach rechts. Mehrmals täglich gönne ich mir einige Minuten Freiheit, befreie mich rücklings vom Kompressionsgurt und öffne ihn nach beiden Seiten. So liege ich still da und atme ein und aus, bevor ich die breiten Klettverschlüsse wieder über den flachen Bauch ziehe. Die bekümmerten Minuten, in denen ich mich frage, warum ich mir diesen Mist angetan habe, vergehen schnell. Jedes Mal, wenn ich die gestraffte Körpermitte sehe, habe ich die Antwort. *Darum* habe ich es mir angetan. Und irgendwann werden die Schmerzen schon vergehen. Fragt sich nur, wann.

WARUM HAST DU DIR
DAS ANGETAN?

Sieben Tage nach der OP ist es so weit: Ich darf endlich duschen. Sehr vorsichtig duschen. In meiner vornübergebeugten Körperhaltung wird das bestimmt kein großer Badespaß, doch ich kann es kaum erwarten. Vor allem meine Haare haben es dringend nötig. Allein werde ich das Procedere auf keinen Fall bewältigen, also muss Marcus mir helfen. In guten wie in schlechten Zeiten – Gott sei Dank sind wir schon verheiratet. Ich sehe nicht nur aus wie Quasimodo, ich fühle mich auch so.

Worauf ich mich mindestens genauso wie aufs Duschen freue, ist der anschließende Verbandswechsel. Außerdem brauche ich ab heute die Kompressionsstrümpfe nicht mehr; das wird eine Wohltat! Noch ein paar Tage muss ich weiterhin spritzen – statt in die Oberschenkel, hau ich mir das Heparin lieber in eine mit den Fingern zusammengeschobene Speckfalte in der Wampe –, aber das finde ich nicht so schlimm. Mittlerweile bin ich überall blau, sogar im Intimbereich. Der verfärbte Bauch rundet also den Schlumpfine-Look ab.

Bislang habe ich bestimmte Anblicke eher gescheut, wenn Schwestern oder Arzt an mir rumfummelten. Der Bauchschnitt ist noch etwas fremd. Aber jetzt will ich endlich alles sehen, in Ruhe und Klarheit. Von der Klinik habe ich genau abgezählte Pflaster mitbekommen: mehrere für den Bauchnabel, weil dies die einzige Stelle ist, an der täglich gewechselt wird. Zusätzlich zwei lange Pflaster für den Bauch und zwei halblange für die Brüste. Der Arzt war außerordentlich konzentriert beim letzten Wechsel vorgegangen, und ich befürchte, dass Marcus und ich uns verkleben. Ein paar Ersatzpflaster hätte man mir ruhig mitgeben können, das finde ich ein bisschen doof.

Es ist das erste Mal, dass wir uns gemeinsam in solch einer gesundheitlichen Ausnahmesituation befinden, wir sind erst seit vier Jahren ein Paar. Ich bin zwar grundsätzlich keine Frau, die sich ihrem Partner nur von ihrer Schokoladenseite und stets perfekt frisiert und geschminkt präsentiert – das ist mir viel zu anstrengend. Eine ernsthafte Beziehung muss auch Krisenzeiten aushalten, sonst kann man es gleich vergessen oder allein bleiben. Trotzdem kann ich nicht einschätzen, wie Marcus mit alldem umgehen wird. Er ist ein durch und durch positiver Mensch und schafft es oft, meine Bedenken zu zerstreuen, wenn ich mal wieder nicht schlafen kann, weil ich meine (längst erwachsenen) Kinder in Gefahrensituationen wähne oder zur Schlafenszeit damit beschäftigt bin, in Gedanken die Probleme der Welt zu lösen.

Weltfrieden.
Klimakatastrophe.
Was backe ich am Wochenende?
Habe ich alle Weihnachtsgeschenke zusammen?
Ich brauche unbedingt eine neue Homepage!

Er neigt allerdings auch dazu, unangenehme Dinge beiseite zu schieben und nicht näher darauf einzugehen.

Dass er in den nächsten Wochen mein Buddy sein wird, der sich einfach um alles kümmert, ist neu für uns. Bislang kümmerte ich mich um den Haushalt, ohne dass es ein erwähnenswertes Thema gewesen wäre. Für mich ist das bisschen Haushalt in unserer Wohnung ein Klacks, denn vorher hatte ich ein großes Haus mit Garten, Kindern und Haustieren. Marcus als ehemals alleinerziehender Vater ist froh, dass er sich nie wieder um Hausarbeit kümmern muss, und arbeitet stattdessen sehr zeitintensiv an seinen Büchern. Unsere

Aufgabenteilung ist von uns beiden frei gewählt und stellt kein Problem dar. Doch jetzt falle ich aus – nicht, weil ich schwerkrank bin, sondern weil ich es so wollte.

Wird er der Ehemann sein, den ich mir wünsche, oder birgt die Rollenverteilung der kommenden Wochen oder gar Monate Probleme? Wir haben zwar durch den harten Schnitt in unseren Leben schon eine Menge mitgemacht und sind sowohl privat als auch beruflich ein starkes Team. Aber das hier ist anders. Ich habe ein bisschen Angst.

* * *

Nackt bis auf die Pflaster schlurfe ich zur Dusche, dicht gefolgt von Marcus, der ebenfalls nicht mehr viel am Leibe trägt. Gut, dass wir ohnehin nicht auf Liebesspiele unter der Dusche stehen.

„Also, bitte nicht den Strahl auf die Wunden richten", gebe ich die ersten Instruktionen, während ich mich wie ein Häftling mit dem Gesicht zur gekachelten Wand stelle und mir den Rücken abbrausen lasse. Aaaaah, was für eine Wohltat. Mit reichlich Fantasie könnte ich mich wie Meryl Streep fühlen, während Robert Redford ihr in *Jenseits von Afrika* die Haare wäscht. Immerhin seift mein Traummann mir jetzt das Hinterteil ein.

„Danke, reicht", unterbreche ich die Zeitverschwendung, denn ich kann nicht mehr lange so verkrampft stehen. „Jetzt die Haare. Ich beuge mich vor, kipp mir einfach die Ladung über den Kopf."

Normalerweise lege ich dafür meinen Kopf in den Nacken, aber das ist vorerst unmöglich. Stattdessen läuft mir die Suppe in die Augen. Das ist allerdings mein geringstes Problem. Mir wird langsam etwas schwindelig. Im Eiltempo und ohne Conditioner erledigt der Mann, was getan werden muss. Dann noch schnell ausspülen, mit dem Handtuch notdürftig abtrocknen und vorsichtig Richtung Stuhl wanken.

„Boah, bin ich platt", stöhne ich.

Ich neige sonst gern mal zur Übertreibung, aber jetzt untertreibe ich. Ich bin körperlich fix und fertig. So sitze ich vollkommen erledigt auf einem Drehstuhl in unserem Gästezimmer, das sich neben dem Bad befindet. Den Hintern nach vorn geschoben, wie es der Arzt mir aufgetragen hat. Die Beine leicht angewinkelt von mir gestreckt, die Arme über der Lehne hängend – und vor allem splitterfasernackt, von oben bis unten grün, blau und gelb gefleckt. Die Pflaster lösen sich an einzelnen Stellen ab. Während ich mich kämme und Marcus unbeholfen mit einem Handtuch an mei nen Beinen und Füßen rumrubbelt, wird mir klar, dass ich mich zum ersten Mal, seit wir uns kennen, nicht für meinen Hängebusen und Schwabbel-bauch schäme. Und das, obwohl ich aussehe wie Frankensteins Gesellenstück. Objektiv betrachtet bin ich gerade so was wie der fleischgewordene Albtraum eines jeden Mannes. Subjektiv fühle ich mich endlich zu Hause in meinem Körper. Er merkt nicht, wie ich vor Erschöpfung und Glück fast anfange, zu heulen.

„Soll ich dich föhnen?"

„Nee, danke, das mache ich gleich selbst. Ich muss mich erstmal hinlegen. Bist du bereit für den Verbandswechsel?"

Er nickt stumm. So aufgeregt war er noch nicht mal vor unserer Hochzeit. Auf dem Weg zum Bett bewundere ich meinen geschundenen Körper kurz vorm großen Spiegel. Auch wenn man wegen der Pflaster nicht viel erkennen kann, ist das Wichtigs-te für mich deutlich sichtbar: die kleinen Titten. Ich kann mein Glück nicht fassen und mich kaum sattsehen an den Prachtdingern. Sie sind viel besser als ich sie ersehnt hatte. Perfekt.

Ich sinke auf die Matratze. Marcus holt das Desinfektionsspray und die Pflaster. Ich bin auf-geregt und plappere. Er ist konzentriert und setzt sein Doktor-Gesicht auf. Erst mal der Bauchnabel, das ist nicht dramatisch. Überhaupt ist es nach wie vor erstaunlich, wie unspektakulär der Bauchnabel ist. Zuvor hatte ich angenommen, dass dies – neben den Brustwarzen – der gruseligste Bereich sein wird. Und nun ist es der mit Abstand harmloseste Teil. Er ist zwar etwas rot und verkrustet, aber man bemerkt es kaum. Von Schmerzen keine Spur. Der Nabel wird verarztet und interessiert uns nicht weiter.

„Zuerst oben", bestimme ich.

Vorsichtig löst Marcus die zwei breiten Pflaster, die sowohl die Brustwarzen, den Abwärtsschnitt, als auch den länglichen Schnitt unterhalb der Brust abdecken. Ich beuge meinen Kopf vor, um alles richtig sehen zu können. Halb liegend, halb sitzend versuche ich, mir einen Gesamtüberblick zu verschaffen. Er sagt keinen Ton; ich weiß nicht, was in seinem Kopf vorgeht.

„Und?", frage ich unnötigerweise, obwohl ich ahne, dass er nicht das Gleiche wie ich empfindet.

„Sei mal eben still", blafft er.

Ach du Scheiße. So ist er selten. Ich will gefälligst was Tröstliches hören.

Ich schwatze meine Unsicherheit weg. „Sieht doch voll gut aus. Guck mal, wie weit oben die Brustwarzen sind. Das hatte ich zuletzt mit fünfzehn. Echt genial!"

Ganz schön viele Fäden, Narben, alles durcheinander. Wichtig ist, sich zu fokussieren, um nicht die Nerven zu verlieren. Ruhig bleiben, nüchtern resümieren:

- Sensationelle Brustform.
- Brustwarzen nichts dabei.
- Bauchnabel-Brustwarzen-Effekt erfreulich.
- Narbe auf der Brust schmal und unauffällig.
- Narbe unter der Brust wulstig, mir schnuppe.
- Gesamteindruck positiv.

Trotzig beschließe ich, mich nicht um die Befindlichkeiten meines Mannes kümmern zu können. Mein Körper, meine Baustelle. Ich liebe meine Brüste, basta.

Er desinfiziert die Wunden und friemelt das erste Riesenpflaster aus der Verpackung. Nach wie vor schweigt er und vermeidet jeglichen Blickkontakt. Um ihn nicht weiter abzulenken, lege ich meinen Kopf zurück aufs Kissen und schließe die Augen. Einatmen, ausatmen.

„Scheiße", brummt er. „Jetzt ist das schon verkrumpelt an einer Seite. Ich wusste es. Wieso haben die dir nicht mehr mitgegeben?"

„Das ist echt geizig von denen. Kann ich dir irgendwie helfen?"

„Nein. Ich krieg das schon hin."

Okay, okay. Ich zucke zusammen, als er meine Brustwarzen berührt. Das kitzelt!

„Sorry, hab ich dir weh getan?"

„Nein, gar nicht, ich hab mich nur erschrocken."

Ich öffne die Augen und strahle. „Weißt du, was das bedeutet? Ich hab volles Gefühl in den Brustwarzen! Das hat der Arzt zwar sowieso angekündigt, aber es war mir bislang total egal. Aber jetzt …" Ich streiche vorsichtig rüber. Keine Frage: alles tutti. „Genial. Welch Wunderwerk der Medizin!"

Zum ersten Mal seit einer halben Stunde lacht er.

„Gott sei Dank. Wäre auch zu ärgerlich gewesen, wenn du dort nicht mehr xxx." (Textstelle gestrichen, da zu privat.)

Vorsichtig pflastert er meine neuen Brüste wieder zu. Jetzt kommt die Stunde der Wahrheit. Der Bauch ist dran. Erneut versuche ich, mich mit geschlossenen Augen zu entspannen, als Marcus die beiden ultralangen Pflasterverbände abzieht. Was dann kommt, ist ein Schock. Zuerst für ihn, dann für mich.

„O Mann, was hast du dir da nur angetan?", entfährt es ihm entsetzt, als er die lange Narbe sieht. „Mein Gott."

So aufgewühlt sehe ich ihn sonst nur, wenn

seine Fußballmannschaft fünf Minuten vor Schluss noch immer nicht führt. Ich beuge mich vor, um das Elend auch zu betrachten. Puh, ganz schön heftig. Die schwarzen Fäden sind noch drin, außerdem kleben unzählige kleine, weiße Tapepflaster auf der Narbe. Mein Verstand sagt mir, dass genau diese Hilfsmittel den drastischen Eindruck noch verstärken. Mein Gefühl spricht eine andere Sprache. Das sieht furchtbar aus. Ob mein Mann mich je wieder begehren wird, steht in den Sternen. Aber ich will mir die Panik nicht anmerken lassen, unterdrücke die aufsteigenden Tränen und lehne mich zurück.

„Sieht nur so schlimm aus wegen der Fäden und Pflaster", raune ich. „Die Naht an sich ist ziemlich dünn."

Statt meinen Worten beizupflichten – ich bin schließlich der Patient –, atmet Marcus geräuschvoll durch die Nase. Pah. Etwas mehr Solidarität hätte ich schon erwartet. Ich bin ein bisschen beleidigt, weil er mich trösten sollte. Aber wer sich freiwillig für die Schönheit unters Messer legt, muss wohl mit diesen Reaktionen rechnen; dessen war ich mir bereits vorher bewusst. Ich trage die Verantwortung, wenn mein Mann mich jetzt hässlich findet. Und erst recht bin ich dafür verantwortlich, wenn ich mich selbst jetzt hässlich finde.

Ich habe es so gewollt und muss damit zurecht-kommen. Meine eigene Schuld. Trotzdem kann ich mir eine rhetorische Frage nicht verkneifen.

Er ist inzwischen erneut mit der Wundversor-gung beschäftigt und hat tatsächlich Schweißtrop-fen auf der Stirn. Der Bergdoktor ist nicht so leicht aus der Ruhe zu bringen, so viel steht mal fest.

„Findest du es sehr schlimm?"

„Ach, was heißt schlimm … Das wird sicherlich irgendwann verheilen."

„Aber es ist echt viel länger als die Kaiserschnitt-narbe", insistiere ich.

Ja, Kirsten, super Idee, jetzt noch einen drauf-zusetzen. Warum tu ich das? Ich weiß es nicht. Ei-gentlich will ich nur erreichen, dass er mich besänf-tigt und versichert, dass es überhaupt nicht gravie-rend ist, er die Narbe kein bisschen wahrnimmt und sie in einem Jahr fast unsichtbar sein wird. Dieser Wunsch ist genauso naiv wie die Frage nach dem Hintern, der in der neuen Jeans hoffentlich nicht zu dick ist. So was klappt einfach nie.

„Klar ist die Narbe länger, das wusstest du doch vorher", bekräftigt er. Au weia.

Erschöpft lasse ich mich weiterverarzten und schiebe die Furcht beiseite. Es wird alles top. Im-merhin ist die Form des Bauches großartig, nur darum geht es schließlich. Die speckige Wampe ist definitiv weg und kommt nie zurück. Anders als beim Busen, der irgendwann wieder hängen wird, ist die Fettschürze unwiderruflich weggeschnitten und somit verschwunden. Das ist wunderbar.

Doch die Narbe ist gewaltiger, als ich es anfangs wahrhaben wollte. Darum hatte der Doktor also beim Beratungsgespräch vehement betont, ein Leben lang deutlich sichtbare Narben am Körper zu haben. Darüber müsse man sich im Klaren sein. Mir ging seinerzeit das Thema etwas auf die Nerven – viel mehr interessierten mich die Schmerzen. Nun ja, hinterher ist man immer schlauer. Ich habe jetzt Schmerzen *und* Narben.

Gleichwohl möchte ich mich nicht davon runterziehen lassen und behalte mein aufgewühltes Gefühlsleben für mich. Marcus kann nichts für seine Empfindungen. Er war von Anfang an eher gegen die Bauch-OP, daraus hat er nie ein Geheimnis gemacht. Ihn hat die Plauze überhaupt nicht gestört. Mich schon. Und darum ist es nach wie vor die Mühe wert. Mir ist schleierhaft, wieso er den Unterschied nicht so außerordentlich wahrnimmt wie ich – aber das ist nicht mein Problem. Ich muss aufhören, mich mit den Augen anderer zu sehen.

WER SCHÖN SEIN WILL,
MUSS LEIDEN

Ein Nachsorgetermin in der Schönheitsklinik steht an, und ich freue mich auf meinen Beauty-Doc. Ich will ihn mit Fragen
löchern, die zwar nicht lebenswichtig sind, aber
mir auf dem Herzen liegen, seitdem ich zu Hause
bin. Doch leider habe ich wohl nicht richtig zu-
gehört, denn nicht er kümmert sich um mich,
sondern eine Krankenschwester. Sie ist genauso
nett wie alle anderen hier und führt mich in ein
Behandlungszimmer. Während sie mit einer Pinzette die vielen keinen Tapepflaster entfernt und
anschließend die Fäden zieht, unterhalten wir
uns.

„Das sieht wirklich alles schon gut aus, dafür,
dass die Operation erst vor drei Wochen war", sagt
sie.

„Prima", freue ich mich.

„Was haben Sie denn da neben dem Bauchnabel?"

„Das ist eine Blutblase, die in den ersten Tagen

nach der OP entstanden ist, als ich noch kein Hemdchen unterm Kompressionsgurt getragen hab. Da ist die Haut wohl aufgescheuert. Wird aber schon kleiner und tut nicht weh."

„Okay. Die restlichen Fäden lösen sich von allein auf, ich will da jetzt nicht weiter dran rumfummeln."

Ich nicke. Mir sowieso egal.

„Können Sie mir sagen", frage ich, „wie lange ich jetzt überhaupt auf den Beinen sein darf? Ich bin etwas unsicher, was die tägliche Bewegung betrifft. Was darf ich, was ist verboten, ab wann übernehme ich mich?"

„Wenn Sie jeden Tag einen kleinen Spaziergang machen und dabei nicht ins Schwitzen geraten, kann überhaupt nichts passieren", erklärt sie.

„Also etwa eine halbe oder Dreiviertelstunde?"

„Genau. Gemütlich und langsam natürlich. Bevor es zu anstrengend wird, wieder ab aufs Sofa. Sie können das dann jede Woche etwas steigern. Nur halt nicht übernehmen, aber das merken Sie bestimmt selbst. Verlassen Sie sich auf Ihr Gefühl."

„Gut. Und wie ist das mit dem Schlafen? Darf ich wieder richtig auf der Seite liegen oder immer nur kurz?"

Sie zögert etwas. „Ja, klar, wenn Sie anders nicht schlafen können, ist es besser, sich auch mal auf die

Seite zu legen. Vielleicht nicht gleich die ganze Nacht …"

„Das ginge eh nicht. Ich bin schon froh, wenn ich ausnahmsweise drei Stunden am Stück schlafe. Mein Bauch wird immer so hart, dann drückt der Kompressionsgurt – das macht mich alles wahnsinnig. Außerdem quält mich die Verdauung. Aber am Schlimmsten ist der extreme Blähbauch. Es geht immer nachmittags los, man kann dabei zusehen, wie er anschwillt. Als wäre ich schwanger."

„Haben Sie darüber schon mit dem Doktor gesprochen?"

„Nicht so richtig. Jedenfalls nicht aktuell. Ich hatte das schon hier in der Klinik, aber es wird einfach nicht besser."

„Manchmal sammelt sich zu viel Wasser an, aber mein Eindruck ist, dass dies bei Ihnen nicht der Fall ist. Wenn es nicht besser wird, kann man punktieren. Aber so was entscheidet der Doktor." Sie überlegt kurz. „Ich spreche mit ihm. Dann rufen Sie bitte heute Nachmittag oder morgen noch mal an, und wir sehen weiter." Sie inspiziert ein letztes Mal meine Narben und berät mich zur Narbenpflege. Obwohl ich bei so was eigentlich sehr nachlässig bin und die Meinung vertrete, die Natur wird's schon richten, halte ich mich diesmal an die Ratschläge. Ab sofort creme ich wie ein

Weltmeister an den Stellen, die dafür freigegeben sind. Der Rest folgt in ein paar Wochen. Zwar glaube ich nicht wirklich daran, dass es viel bringt, aber schaden kann es nicht.

„Sie können sich jetzt wieder anziehen."

Zur Feier des Tages gönne ich mir einen zweiten Kompressions-BH. Bislang hatte ich nur einen schwarzen, jetzt nehme ich noch einen in Weiß mit. Hach, wie freue ich mich auf all die schönen Dessous, die ich mir in einigen Monaten kaufen kann!

Einen Tag später am Telefon erhalte ich wertvolle Medikamententipps, um meine Verdauung in Gang zu bekommen. Fortan schütte ich sechsmal täglich diverse Pülverchen und Flüssigkeiten in mich rein und achte noch stärker auf die Ernährung als ohnehin schon. Mir ist der Spaß am Essen ohnehin gründlich vergangen. Jede Mahlzeit – und sei sie auch noch so klein – wird mit heftigen Bauchschmerzen quittiert. Darum ähneln die drei Portionen am Tag einer typischen Seniorenheim-Verköstigung. Schaden tut mir die unfreiwillige Diät nicht. Ich ging mit siebzig Kilo in die Klinik und kam mit dem gleichen Gewicht zurück. Fand ich schon etwas frustrierend. Da lässt man sich jede Menge Fett wegschnippeln und nimmt gar nichts

ab? Aber klar, ich hatte jede Menge Wasser einge-
lagert. Umso schöner zeigt sich der Hungereffekt
jetzt – inzwischen sind drei Kilo runter.

Meine üblen Beschwerden, so erfahre ich weiter,
sind vermutlich ein Mix aus Verstopfung und einer
Art Lymphstau. Es dauert, bis das Lymphsystem
das Chaos im Körper überwunden hat. Weil bei
mir eine Operation oben und unten gemacht
wurde, ist in der Mitte der Teufel los. Im Internet
finde ich dazu unzählige Wehklagen von Betroffenen. Na toll, dieses nicht ganz unerhebliche Detail
verrät einem vorher auch niemand. Es scheint ein
typisches Problem nach Bauchdeckenstraffungen
zu sein.

Unabhängig davon, dass es bereits jetzt extrem
nervt, mache ich mir vor allem Sorgen über die Zu-
kunftsprognosen. Mir ist selbstverständlich klar,
dass im Netz meist nur diejenigen stöhnen, die sich
mit Schmerzen plagen. Bessert sich der Gesund-
heitszustand von allein, verliert öffentlich kaum jemand ein Wort darüber. Dennoch ist die Masse an
Beiträgen furchteinflößend, in denen Leute von
ihren dicken Bäuchen berichten, obwohl die Operation bereits ein Jahr zurückliegt. Nach einem
Bauch-weg-Eingriff eigentlich ein Widerspruch in
sich, auf den ich niemals von allein gekommen
wäre.

Ich wende mich erneut an den Beauty-Doc, der mich beruhigt. Zweifellos könnte es viele Monate dauern, bis es mir besser geht. Aber er wird mir helfen, wenn es nötig werden sollte. Davon kann aber jetzt nicht die Rede sein, weil sich keine Wasseransammlung im Bauch gebildet hat und alles so aussieht und sich anfühlt, wie es zu sein hat. Falls später eine Punktion nötig ist, wird das gemacht.

Fortan spare ich mir für eine Weile das Googeln. Zwar finde ich es sinnvoll, informiert zu sein und Dinge zu hinterfragen. Aber in meiner momentanen Situation ist es kontraproduktiv und führt nur zu unnötigen Katastrophenszenarien. Ich werde schließlich engmaschig medizinisch betreut und will meinen Optimismus nicht verlieren. Solange ich nicht zu den Pechvögeln gehöre, die über ein Jahr lang wie eine Schwangere im fünften Monat aussehen, werde ich mich um entsprechende Contenance bemühen. Om.

Boah, wat langweilig

Es ist das zweite Mal im Leben, dass ich für lange Zeit zur Faulheit verdonnert bin. Bei der Premiere legte mich meine Gebärmutterentfernung lahm. Ich war seinerzeit achtunddreißig, Vertriebsangestellte und hatte beruflich und privat die gezwungene Auszeit von langer Hand geplant. Das war nicht ganz einfach – die Kinder waren noch jünger, ein großes Haus mit Garten und ein Hund mussten versorgt werden, und ich fühlte mich ausgebrannt und schlapp. So verband ich das Notwendige mit dem Angenehmen und machte es mir auf dem Fernsehsessel bequem.

Insgesamt war es zwar langweilig, und ich musste mich beherrschen, nicht gegen ärztliche Anweisungen zu handeln, aber mir tat die Ruhepause gut. Ich hatte durchaus genussvolle Momente und war insgeheim froh, einfach mal nichts tun zu können. Mama im Ausnahmezustand.

Doch jetzt ist es anders. Ich fühle mich nicht müde und leer. Mir geht es mental hervorragend, meine Akkus sind voll. Stattdessen habe ich mich von hundert auf null ausgebremst, trippelte topfit in die Schönheitsklinik und kam als Wrack wieder heraus. Das ist ungewöhnlich, denn normalerweise ist man krank oder hatte einen Unfall, wenn so etwas passiert.

Ich hatte mir die Pause im Vorfeld schöngeredet und mir vorgenommen, endlos fernzusehen, Dokus zu schauen und Netflix-Serien zu suchten. Wann hat man im Leben schon mal die Gelegenheit, rund um die Uhr abzuhängen und den Ehemann zu scheuchen? Theoretisch eine fantastische Vorstellung. Praktisch langweile ich mich zu Tode.

Seit knapp drei Wochen ist es zum Leben zu wenig und zum Sterben zu viel, was zwar überspitzt formuliert ist, aber trotzdem ein wenig auf meine Situation zutrifft. Natürlich überlebe ich die schlaflosen Nächte und die Schmerzen. Ich habe schließlich zwei Kinder großgezogen und weiß, was es heißt, *jahrelang* nicht durchzuschlafen – da werde ich diese überschaubare Zeit gewiss überstehen. Dennoch strapaziert es das Nervenkostüm.

Es ist machbar, am Laptop zu arbeiten und etwas Produktives in die Tasten zu hauen, auf der anderen Seite bin ich viel zu erschöpft. Außerdem wäre es äußerst mühselig, eine Sitzposition zu finden, in der ich einigermaßen bequem schreiben könnte.

Mein Bauch bereitet mir rund um die Uhr Probleme. In allererster Linie ist es das regelmäßige Anschwellen. Sobald ich etwas esse, geht es mir schlecht. Flohsamenschalen in naturtrübem Apfelsaft aufgelöst und ein chemisches Abführmittel sind meine besten Freunde. Allerdings muss ich wegen des ständigen Trinkens andauernd pinkeln, was bedeutet, dass ich mich schon wieder hochquälen muss, kaum, dass ich mich auf dem Sofa zwischen all den Kissen und Decken eingelegen habe.

Die Grenzen zwischen Tag und Nacht sind fließend, ich schlafe nie länger als drei Stunden am Stück. Regelmäßig öffne ich den Kompressionsgurt, weil der Bauch anschwillt und ich den Druck kaum ertragen kann, oder die Klettverschlüsse verrutschen und das Teil zieht sich durch die Bewegungen nach oben. Ich hasse den Gurt, habe jedoch nahezu panische Angst davor, auch nur einen Schritt ohne ihn zu gehen. Das erlaube ich mir lediglich einmal täglich beim Duschen. Sobald meine Haut getrocknet ist, ziehe ich mir rasch wieder meine Schutzmontur an. Wobei der Begriff *rasch* es nicht ganz trifft. Vielmehr ähnelt mein Ankleidezeremoniell dem Vorgang des Babybadens beim ersten Kind. Kein Wassertropfen darf die empfindlichen Hautfalten benetzen, die Raumtemperatur sollte das sensible Subjekt nicht mit

Kälte verschrecken und Wäsche, Handtücher, Schutzutensilien und Pflegeprodukte befinden sich in Griffnähe.

Mein tägliches Highlight im Bad bedarf folgender Vorbereitungen: Auf dem Bett liegt ausgebreitet der Kompressionsgurt, optimalerweise in Taillenhöhe, die es mit Augenmaß abzuschätzen gilt. Übrigens ist es eine wahre Freude, wie im Laufe der Zeit die Klettverschlüsse versiffen und an den falschen Stellen aneinanderkleben. Die Dreckschleuder zwischendurch zu waschen ist nicht möglich, weil man sie durchgehend sechs Wochen lang Tag und Nacht zu tragen hat.

Daneben verteile ich die Mullkompressen. Zwei viereckige für die Brustwarzen. Zwei breite für den Rest der Brüste. Drei lange für den Bauch. Außerdem der Kompressions-BH entweder in schwarz oder weiß. Dazu das farblich passende Unterhemd. Und einen Slip. Ich bevorzuge das Modell *Oma*, denn inzwischen weiß ich, dass weniger hier nicht mehr ist: Indem ich den Riesenschlüpfer über den Kompressionsgurt ziehe, bietet dieses Konstrukt zumindest etwas Halt für die insgesamt doch eher wackelige Angelegenheit.

Nachdem ich mich also nach der kräftezehrenden und zugleich beglückenden Dusche ins Schlafzimmer begeben habe, beginne ich im Stehen vorm Spiegel mit dem Anziehen des BHs. Er wird vorne mit unzähligen Mini-Hakenverschlüssen verschlossen. Auch hier gilt die Devise: Kein Kleidungsstück hält ewig. Selbstverständlich geben ein paar Haken im Laufe der Wochen den Geist auf. Aber man hat ja genug davon, und es interessiert wirklich keine Sau, welch erbärmliches Bild man in dieser Phase seines Lebens abgibt.

Ich schlüpfe mit beiden Armen hinein, halte eine Seite fest und lege mit der anderen Hand eine Kompresse auf Brustwarze Nummer eins, danach polstere ich die T-Narbe. Am effektivsten ist es, zuvor die Kompresse zu falten. Vorsichtig und beherzt zugleich stülpe ich den Busenhalter über, halte ihn sodann fest und mache weiter mit der zweiten Seite. Wenn alles schön verpackt ist, wird zugemacht. Anfangs habe ich es im Liegen erledigt, aber man wächst mit seinen Aufgaben.

Das klingt komplizierter, als es ist, denn hier tut nichts weh und soll nur nicht verrutschen. Hinzu kommt die stets neu aufkeimende Freude darüber, dass die Brüste nun von ganz allein stehen. Wer seinem Busen jahrzehntelang mit der Hand von unten Schützenhilfe beim BH-Anziehen gegeben hat, weiß diesen Umstand sehr zu schätzen.

Anschließend ziehe ich mir ein Hemdchen über den Kopf oder steige von unten hinein. Seit meinem zehnten Lebensjahr trage ich keine Unterhemden mehr, doch neuerdings geht nichts mehr ohne. Nackte Haut unter dem Kompressionsgurt führt bei mir zu Verletzungen.

Dann begebe ich mich rücklings aufs Bett, wie immer mit aufgestellten, angewinkelten Beinen und erhöhtem Kopfteil. Mir ist so kalt, dass ich zittere, gleichzeitig bricht mir vor Anstrengung der Schweiß aus.

Ich positioniere meine Körpermitte auf dem ausgebreiteten Gurt, ziehe das Unterhemd glatt – aber noch nicht über die Bauchnarbe! – und beginne mit dem Auflegen der in der Mitte gefalteten Kompressen. Jetzt bloß nicht bewegen, sonst rutscht die Chose zur Seite, und ich kann von vorn anfangen. Sodann schlinge ich das Folterinstrument um mich und beginne mit dem untersten Klettverschluss. Schön feste ziehen – so sehr, dass ich auch beim hundertsten Mal nach Luft schnappe. Dann, leicht versetzt (diese Notwendigkeit zu erklären, führt zu weit), Nummer zwei, danach der letzte Riemen. Fertig.

Dabei immer im Blick haben, dass sich die Kompressen an Ort und Stelle befinden. Sie sind das A und O, verhindern Druck, Schmerz und Aufscheuern der empfindlichen Narbe. Wenn alles fertig ist, ziehe ich die Unterhose hoch. Wie eine

Vierjährige es mit ihrer Wollstrumpfhose macht. Das mag zwar entwürdigend sein, ist aber sinnvoll.

Im Laufe der Zeit werde ich immer erfinderischer und schneller, aber im Grunde ist dies meine Hauptbeschäftigung für sechs lange Wochen. Ich hasse den Kompressionsgurt aus allertiefstem Herzen und weiß nicht, wie ich die Zeit mit ihm rumbekommen soll. Einzig die Gewissheit, dass es irgendwann besser werden muss, lässt mich den Humor nicht verlieren. Durch diese selbstgemachten Leiden muss ich durch.

Und ich sehe ansonsten wirklich spitze aus. In meinem ganzen Leben habe ich meinen Brüsten nicht so gehuldigt wie jetzt. Ich bin regelrecht selbstverliebt und tatsche meine Titten bei jeder Gelegenheit an. Sie sind so wunderwunderschön. Das hat der Doktor echt fein gemacht. So verdränge ich immer wieder gekonnt meine seltsamen Bauchschmerzen, meine Verstopfung, das Anschwellen des Oberkörpers, die Schlaflosigkeit. Alles wird gut, ganz bestimmt.

Mein Tagesablauf ist simpel und immer gleich. Da ich buchstäblich nichts machen kann, bin ich komplett auf Marcus' Hilfe angewiesen. Um die Treppe in unserer Wohnung so wenig wie möglich zu benutzen, plane ich strategisch, wann ich oben und wann ich unten sein will. Gott sei Dank befinden sich auf beiden Etagen Toiletten. Ich habe mir in den ersten Wochen ein Limit von drei Stunden gesetzt, in denen ich entweder oben im Schlafzimmer, Bad oder Gästezimmer bin oder unten im Wohnzimmer, Arbeitszimmer, Küche oder Gästebad. Es tut nicht sonderlich weh, die Stufen zu nehmen, darum muss ich mich selbst reglementieren und daran erinnern, im Schneckentempo die Treppe zu benutzen.

Tagsüber hänge ich stundenlang auf dem Sofa und mach einfach gar nichts. Dabei hatte ich mich anfangs unbändig auf viele Nachmittage mit VOX gefreut. *Shopping Queen, 4 Hochzeiten und eine Traumreise, Zwischen Tüll und Tränen* – solche Sendungen habe ich seit Jahren nicht gesehen; unser Fernseher ist nachmittags sonst immer ausgeschaltet. Dabei liebe ich Trash! Ich sollte mich glücklich schätzen, jetzt eine Legitimation für Hausfrauenfernsehen in Dauerschleife auf dem Silbertablett serviert bekommen zu haben. Bin ich aber nicht. Bereits in der zweiten Woche öden mich die Sendungen an und ich schwänze Folgen, in denen bescheuerte Bräute dran sind.

Oft vergesse ich, dass ich nicht nur auf den Bauch, sondern ebenfalls auf die Brust aufpassen muss. Langsam, aber sicher spüre ich zwar, dass dort auch was gemacht wurde, was ich als gutes Zeichen werte. Es bedeutet, die anderen Schmerzen lassen etwas nach. Trotzdem sind die Beschwerden an den Möpsen minimal; es sind eher Nebenbaustellen wie das Heben der Arme oder eine Art innerer Druck von oben, als würde ein schweres Tablett auf meinem Vorbau abgestellt werden. Ich muss mich dennoch vorsehen, um den Busen nicht zu sehr zu beanspruchen.

Beim Telefonieren schalte ich den Lautsprecher ein, damit ich den Hörer nicht zu lange halten muss.

Unsere Hängeschränke in der Küche sind nach oben zu öffnen; darum nimmt Marcus die Teller aus dem Schrank. Schwere Lasten soll ich ohnehin nicht tragen – der Bauch meldet sich sofort und scheint mich zu Boden zu ziehen.

Haare föhnen erledige ich im Sitzen.

Alles Dinge, über ich mir sonst keinerlei Gedanken mache, die jetzt für einige Wochen den Alltag bestimmen. Die Operation ist der reinste Luxus. Ein schmerzhafter Luxus zwar, aber kaum auszudenken, wären meine Kinder noch kleiner und ein Chef würde auf der Lauer liegen. Ich kann mich diesem außergewöhnlichen Zustand in aller Ruhe hingeben und weiß das sehr zu schätzen.

* * *

Meine Tochter kommt zu Besuch. Sie wird mich zum ersten Mal so sehen, denn vorher wollte ich ihr den Anblick ersparen, auch wenn sie schon fast vierundzwanzig Jahre alt ist. Gegenüber den Kindern Schwäche zu zeigen, gehört nicht zu meinen Stärken. Sie kennt jedes Foto meines Körpers, das ich in den letzten Wochen gemacht habe und ihr per WhatsApp weiterleitete. Jedes – bis auf die Bilder vom Bauchschnitt. Die kennt keiner.

Auch meiner besten Freundin, die ich rund um die Uhr mit den für Frauen so wichtigen Infos versorge (*„Konnte endlich kacken, halleluja!" „Unter der rechten Titte ist ein Loch!" „Ich habe drei Stunden am Stück geschlafen, mein Leben ergibt wieder einen Sinn!"*), habe ich diese Aufnahmen nicht gezeigt. Sie gehören mir allein. Eine falsche Reaktion könnte mich umhauen, fürchte ich. Falls jemand mein Handy klauen sollte, bekommt er den Schock seines Lebens, so viel steht fest.

Auch heute möchte ich meine Tochter schonen. Sie soll sich nicht erschrecken, sondern die Zeit mit mir unbelastet genießen. Doch natürlich mache ich die Rechnung ohne ihren Dickkopf – sie ist eben mein Kind und will selbstverständlich alles beäugen.

Glücklich umarme ich sie und bin mal wieder unglaublich froh, überlebt zu haben. Da drängelt sie schon: „Los, ausziehen."

„Ähm, alles? Das muss doch echt nicht sein, mein Schatz. Sieht noch nicht so schön aus, weißt du. Schau's dir lieber an, wenn es besser verheilt ist."

„Natürlich alles", kontert sie cool. „Ich will es vergleichen. Auch in Klamotten siehst du schon viel schlanker als vorher aus. Wahnsinn, was das ausmacht!"

„Das liegt bestimmt an der Kompression, die den Speck wegdrückt."

„Tja, dann muss ich erst recht beurteilen, ob das stimmt oder nicht."

Meine kleine Schlagfertigkeitsqueen. Ich bin stolz auf ihre Argumentationskraft. Die hat sie von mir. Überhaupt hat sie mich von Anfang an unterstützt und ist begeistert von meiner neuen Silhouette. Immer wieder betont sie, dass es sich gelohnt hat. Selbst die kleinste Veränderung entgeht ihr nicht. Obwohl ich noch stark eingeschränkt bin, bewege ich mich schon anders. Freier und ungezwungener. Wahrscheinlich merkt sie es besonders, weil sie mich am besten kennt und selbst eine Frau ist. Besonders in meinen schwachen Momenten bin ich ihr für den Zuspruch unendlich dankbar.

Während ich mich aus meinem Sumoringer-ähnlichen Dress quäle, plappere ich wie gewohnt gegen die Unsicherheit an und lege als erstes den Busen frei.

„Siehst du, diese Narben sind echt nicht so schlimm, oder?" Stolz recke ich die Brust vor. Etwas, das ich sonst nie gemacht hätte. Sogar der Beauty-Doc hatte beim ersten Beratungsgespräch angemerkt, dass ich mich unbewusst im Sitzen vorbeuge, um den Oberkörper zu verdecken. Diese Zeiten sind vorbei.

Meine Tochter nickt höflich. „Ja. Alles gut."

„Die sehen doch super aus, ne?"

„Ja."

Oha. Mein Kind ist doch bestürzt. Das hatte ich nicht erwartet. Allerdings kann sie genauso gut schauspielern wie ich und wendet den Blick nicht ab. Konzentriert und ernst beobachtet sie meinen Striptease. Ich präsentiere den entblößten Bauch. Hoffentlich fällt sie jetzt nicht in Ohnmacht. Doch etwas Unerwartetes geschieht: Sie atmet erleichtert auf. Ich starre sie überrascht an. Was ist denn nun los?

„Mann, Mama, das ist doch überhaupt nicht schlimm! Ich hatte gedacht, dass es total übel aussieht. Überhaupt nicht! Voll harmlos. Der Bauch ist super! Wie flach der ist!"

„Was?", antworte ich irritiert. Mit allem hätte ich gerechnet, aber damit nicht. Es wird noch besser.

„Ja, wirklich, die Narbe ist zwar lang, aber so dünn. Nee, wirklich … Ich weiß nicht, wie ich's sagen soll …"

„Hau raus, Kind!"

„Deine Brüste sind krasser. Nicht die Form, die ist natürlich perfekt. Aber die vielen Narben, puh." Sie reißt sich für mich zusammen – was überhaupt nicht nötig ist, denn ich finde meine Brüste nach wie vor uneingeschränkt anbetungswürdig –, und fügt hinterher: „Jedenfalls hab ich es mir ganz anders vorgestellt. Du hättest mir den Bauch ruhig früher zeigen können. Der ist null schlimm. Außerdem verschwindet er doch im Slip, den sieht kein Schwein."

KOLLATERALSCHADEN

Davon hatte ich im Internet gelesen, jetzt habe ich es offensichtlich auch. Unter meiner linken Brust, genau dort, wo sich die Längs- und die Vertikalnarbe in der Mitte treffen, ist ein Loch. Ganz klein zwar, aber es war vorher nicht da. In der vierten Woche etwa stellte ich fest, dass eine der Mullkompressen, die ich nach wie vor zum Abpolstern auf die Narben legte, regelmäßig verklebte. Etwas Wundsekret oder Eiter, keine Ahnung. Die Stelle, aus der es suppte, war schnell lokalisiert. Insgesamt war der Bereich ohnehin etwas krustig und wulstig, das Loch ist jedoch neu.

Dank Google weiß ich um das Problem dieser kritischen T-Stelle. Manche Frauen berichten von der Notwendigkeit einer erneuten Naht. Die meisten werden dahingehend von den Ärzten beruhigt, eine Sekundärkorrektur sei nur selten nötig – man solle den Bereich täglich reinigen, hegen und pflegen, dann wüchse er von allein wieder zu. Ausnahmsweise gerate ich nicht in Panik und bin froh, dass es die Brust und nicht den Bauch betrifft. Alles, was das obere Stockwerk angeht, nehme ich viel lockerer als in der Etage darunter. Ich stelle die Brustverkleinerung nie in Frage, sie musste einfach sein. Sollte dort etwas nicht stimmen und Nachbesserungen nötig sein, ist es halt so. Bei der Bauchstraffung hingegen stelle ich sofort die Sinnfrage und gebe mir selbst die Schuld. Außerdem hätte ich vor einem erneuten Eingriff viel mehr Angst, denn ich weiß inzwischen genau, welche Probleme dann von vorne anfangen würden.

Täglich begutachte ich den Fleck unter dem Busen mit Hilfe meines Kosmetikspiegels, den ich im entsprechenden Winkel vor mich halte. Ich ziehe Fotovergleiche, bitte Marcus um objektive Betrachtung und wechsle regelmäßig die versifften Kompressen. Doch es ist leider nicht zu übersehen: Das Ding wird nicht kleiner, sondern größer, und das Nässen wird stärker.

Ich rufe in der Schönheitsklinik an, und man bittet mich, vorbeizukommen, damit der Arzt es sich anschaut. Wieder einmal bin ich begeistert, wie unkompliziert und schnell auf den Patienten eingegangen wird. Bezahlen muss man solche Extraveranstaltungen übrigens nicht. Im Vorfeld hatte ich die Anästhesie gesondert beglichen. Der große Restbetrag inkludierte alles Weitere.

* * *

Zum Thema Geld äußere ich mich ansonsten in diesem Buch bewusst zurückhaltend. Jede Klinik hat unterschiedliche Preise, die entweder bereits auf der Homepage kommuniziert werden oder über die man spätestens im Beratungsgespräch bestens informiert wird. Die Kurse verändern sich im Laufe der Jahre. Würde ich nun verraten, was ich in meiner Klinik bezahlt habe, könnte möglicherweise eine Leserin, die mein Buch erst in fünf Jahren in die Hand bekommt, darauf bestehen, den gleichen Preis angeboten zu bekommen. Diese Problematik möchte ich vermeiden. Nur so viel: Ich hatte mit wesentlich mehr gerechnet.

Natürlich bezahlt kein Normalsterblicher eine Schönheits-OP aus der Portokasse. Aber hätte ich gewusst, wie überschaubar der Gesamtbetrag ist, wäre ich wohl schon früher darüber ins Grübeln geraten, ob Mami der Familie den USA-Urlaub streicht und sich stattdessen den Body straffen lässt. Nachhaltiger wär's obendrein gewesen.

* * *

Knapp fünf Wochen sind vergangen, in zehn Tagen habe ich ohnehin einen großen Termin beim Beauty-Doc, in dessen Anschluss ich endlich die Kompressionswäsche ablegen darf. Nun muss ich wegen des Lochs im Busen also zweimal hin, worüber ich ehrlich gesagt sogar froh bin. Mein Blähbauch plagt mich nämlich nach wie vor. Zwar habe ich dank der Pülverchen das Kloproblem weitestgehend im Griff, aber der dicke, harte Bauch ab dem späten Nachmittag ist unverändert. Das kann der Doktor sich bei der Gelegenheit gleich mal anschauen. Insgesamt geht es aufwärts, ich bin inzwischen mobiler, schlafe besser und bestelle wie eine Irre Klamotten im Internet. Ein deutliches Zeichen der fortschreitenden Heilung.

Zusammen mit dem Doc betrete ich das Untersuchungszimmer. Inzwischen bin ich geübt im turboschnellen, hemmungsfreien Ablegen von Bluse, Gurt, Top und BH und platziere mich auf der Liege. Wir unterhalten uns über dies und das. Zum Loch unter der Brust muss ich nicht viel sagen, der Arzt ist ja nicht blind.

„Ah, das ist ein Faden, der sich nicht aufgelöst hat. Der verursacht den Ärger", murmelt er und fummelt mit seiner Pinzette an mir rum. „Da sind ja noch mehrere Fäden, tss … Die entferne ich auch gleich noch."

„Meinen Sie, dass es lange dauert, bis es wieder zugewachsen ist?", frage ich. „In drei Wochen fliegen mein Mann und ich nach Zürich, und ich würde so gern in den Whirlpool des Hotels steigen. Mit einer offenen Wunde ist das wegen der Infektionsgefahr doch bestimmt doof."

„Wird nicht ewig brauchen, schätze ich. Sie sind ja nächste Woche wieder hier, dann kann ich noch mal gucken. Müsste aber recht schnell gehen. Und Sie können in jedem Fall ins Wasser. Das ist nur eine winzige Öffnung, da passiert nichts. So was kann ein gesunder Körper ab."

Ich bin beruhigt. Das klingt alles kein bisschen nach erneutem Nähen, sondern lediglich nach einer harmlosen Blessur. Gebannt beobachte ich, wie sich der Beauty-Doc genussvoll an dem störrischen Faden zu schaffen macht, vergleichbar mit meiner inneren Befriedigung beim Pickel ausdrücken. Als mir die Pulerei zu ekelig wird, drehe ich angewidert den Kopf weg.

„Igitt, wie kann man nur Chirurg werden?"

Er grinst. „Mein Großvater sagte dazu: Man muss kein Sadist sein, um Chirurg zu werden. Es schadet allerdings auch nicht."

NIEDER MIT DEM MIEDER

Endlich sind die sechs Wochen um. Heute geht's zur Abschlussuntersuchung zum Beauty-Doc. Es gibt noch eine weitere, allerletzte Abschlussuntersuchung nach insgesamt einem halben Jahr, aber die heutige Kontrolle ist wichtiger und bedeutender: Endlich darf ich die Kompressionswäsche in die Tonne treten.

Theoretisch zumindest. Denn ich weiß seit einiger Zeit, dass ich wohl nicht sofort alles von mir werfen werde. Was ich bereits von anderen Betroffenen im Internet gelesen habe, aber in meinem Fall niemals für möglich gehalten hätte, ist nun auch bei mir eingetreten: Ich habe mich an das Folterinstrument namens Kompressionsgurt gewöhnt. Er gibt mir Sicherheit, und anhand meines buchstäblichen Bauchgefühls spüre ich, wann ich ihn brauche.

Der BH ist mir nach wie vor relativ egal, zumal ich wegen der wulstigen Narben unter der Brust noch viele Monate Sport-BHs oder Bustiers mit breitem, weichem Saum tragen werde. Dank intensiver Recherche in Forenbeiträgen habe ich mich bereits mit Modellen in etlichen Farben der Marke *Triumph Extreme Lite N* und mit soften Stretch-Bustiers von *Chantelle* eingedeckt. So viel Unterschied wird es dennoch nicht machen – abgesehen vom erholsameren Schlaf ohne jegliche Wäsche –, gequält hat mich der Kompressions-BH nicht eine Sekunde. Ganz im Gegensatz zum Gurt.

Ich fahre allein mit der Straßenbahn zur Klinik, fühle mich nicht mehr unsicher auf den Beinen, aber topfit bin ich noch nicht. Dass es so lange dauern wird, habe ich nicht geahnt. Dennoch bin ich beschwingt und glücklich. Das Schlimmste habe ich definitiv hinter mir. Nur das kleine Loch unter der linken Brust ist immer noch da und suppt munter vor sich hin. Nicht viel, aber genug, um die Stelle täglich mit einer kleinen Kompresse abzudecken.

Der Beauty-Doc zeigt sich munter wie immer. Und ich zeige mich halbnackt wie neuerdings immer; man gewöhnt sich an alles. Der Bauch ist okay und übersteht den Abtastkontrollgang mit Bravour. Die Narben entwickeln sich ordnungsgemäß. Alles paletti.

„Super. Bitte immer schön weiter die Narben eincremen. Und den Duschstrahl können Sie jetzt direkt draufhalten. Sie dürfen die Narben ein Jahr lang keinem direkten Sonnenlicht aussetzen. Außerdem müssen Sie sie täglich mit etwas Druck massieren, damit sich nichts verhärtet. Kann man auch öfter machen." Er demonstriert mir die Handhabung. „Wegen Ihres Flugs nächste Woche: Da ziehen Sie die Kompressionssachen ruhig an. Und wenn Sie wissen, dass ein anstrengender Tag anliegt, auch. Ansonsten haben Sie es geschafft, Sie merken noch einige Zeit etwas – das war eben eine sehr große Operation –, aber wenn die paar Probleme alles waren, kann man sich wirklich nicht beschweren."

Das kann man beim besten Willen nicht. Ich bin so froh! Eine peinliche Frage kommt mir etwas schwer über die Lippen: „Ähm, wie ist es mit Sex? Darf ich wieder?"

„Ja. Die sechs Wochen sind rum. Sie dürfen alles wieder machen."

„Klasse, da wird mein Mann sich freuen."

„Sie sich hoffentlich auch!"

Bevor mir eine passende Antwort einfällt, zieht er zu meiner Überraschung die schwarze Jalousie runter.

„O Gott, wollen Sie mich etwa fotografieren? Ich dachte, das wird erst nach sechs Monaten gemacht!"

„Da auch. Aber jetzt ist ebenfalls Foto-Termin."

WER NARBEN HAT,
HAT WAS ERLEBT

Der anfängliche Schock beim Anblick der Narben ist längst verflogen. Ich habe kein Problem damit und stehe jetzt öfter nackt vorm Spiegel als je zuvor im Leben. Sobald BH oder Bikini-Oberteil angezogen sind, lassen sich die Narben prima verstecken; unbekleidet sind sie aber deutlich sichtbar. Wie lange es braucht, bis sie nicht mehr so klar zu erkennen sind, weiß ich nicht. Es spielt für mich aufgrund meines Alters wohl eine geringfügige Rolle; möglicherweise wäre ich als junges Mädchen nicht so cool damit umgegangen.

Wenn man zur drastischen Maßnahme eines solchen Eingriffs greift, muss man sich bewusst sein, dass derlei Wundmale nicht zu übersehen sind. Konkret bedeutet dies in meinem Fall von oben nach unten: Rund um die Brustwarze ist eine dünne Narbe. Diese empfinde ich als harmlos, sie stört die Optik am wenigsten. Vorher hatte ich mir um diesen Bereich die meisten Gedanken gemacht.

Ich fand die Vorstellung, dass meine Nippel versetzt werden und rund um den Warzenhof eine zackige Linie zu sehen sein würde, ekelerregend. Mir war es nahezu gleichgültig, ob ich hinterher noch etwas spürte. Zuvor war ich immer sehr empfindsam – eine Tatsache, die auf männlicher Seite stets zur Freude beitrug. Insgeheim störte es mich manchmal beinahe, und ich dachte, es wäre nicht sonderlich dramatisch, dort nichts mehr zu fühlen.

So kann man sich täuschen und seine Sicht auf die Dinge verändern: Als ich wenige Tage nach der Operation realisierte, dass alles beim Alten ist und meine Brustwarzen hochsensibel wie immer auf jede klitzekleine Berührung reagieren, war ich hocherfreut. Nie zuvor war ich so froh über funktionierende Brustwarzen. Überhaupt finde ich meine Brüste seit der Verkleinerung komplett toll – und das trotz der Narben. Was ein Widerspruch in sich sein könnte, beweist umso mehr, wie wichtig die Operation für mich war.

Die nächste Narbe ist ein mittiger, schmaler Strich brustabwärts. Kein visueller Supergau. Das ändert sich bei Narbe Nummer drei allerdings gewaltig: Unterm Busen befindet sich ein nicht zu übersehender, länglicher Narbenwulst. Man trägt quasi ein umgekehrtes T vor sich her. Es lässt sich nicht schönreden: Diese Narben sind breit und nicht hübsch. Doch die Form meiner Brust ist so dermaßen perfekt gelungen, dass ich dafür sogar noch viel mehr Narben in Kauf nehmen würde. Außerdem werden sie nach und nach immer heller.

Kommen wir zum Bauchschnitt. Er ist schmal und sehr lang, reicht einmal quer rüber von Hüfte zu Hüfte und fällt ins Auge. Erfreulicherweise ist er dünn und nicht so wulstig wie die Narbe in der Unterbrustfalte. Trägt man Slip oder Bikinihöschen, sieht man nichts. Lediglich unter durchsichtigen oder transparenten Kleidungsstücken schimmert die Bauchnarbe durch. Ich schätze, hier arbeitet die Zeit für einen. Für Freundinnen superknapper Tangas könnte es etwas brenzlig werden – ist für mich jedoch kein Thema.

Nach zwei Kaiserschnitten und einer Gebärmutterentfernung ging ich davon aus, mental auf eine zusätzliche Narbe am Unterleib vorbereitet zu sein. Das war ein Irrtum. Die neue Schramme ist wesentlich länger und ein deutlicher Hinweis darauf, dass hier etwas nicht Alltägliches gemacht wurde. Wegen der Kaiserschnittnarbe habe ich mich nie geniert, was unterbewusst vielleicht daran liegt, dass so viele Frauen eine haben.

Diese immerhin dreimal geöffnete Narbe bekamen – von Medizinern abgesehen – nur meine Ehemänner zu sehen. Als ich Marcus kennenlernte, habe ich mich für alles Mögliche geschämt (Hängebrüste, Schwabbelbauch, schlaffer Hintern, Cellulite …), aber nicht für die auffallende Narbe im Schambereich. Sie war halt einfach da, und ich war nicht mehr die Jüngste und Taufrischeste. Ihn hat das alles sowieso nicht beeindruckt, und ich denke, jeder halbwegs intelligente Mann ist sich bewusst, keine knackige Zwanzigjährige vorzufinden, wenn er mit einer zweifachen Mutter im Bett landet, die stramm auf die Fünfzig zugeht. Trotzdem hat jeder mit seinen eigenen Gefühlen zu tun. Bei mir verhielt es sich eben so, dass ich mich wegen diverser körperlicher Makel schwertat, nicht aber aufgrund dieser Narbe.

Ich glaube jedoch, das wäre anders gewesen, wenn es sich um meine neue Bauchnarbe gehandelt hätte. Diese Blessur hätte ich als Statement empfunden: *Sieh genau hin, Junge, hier war ein Schönheitschirurg am Werk!* Es wäre schlichtweg gelogen, würde ich behaupten, diese Narbe sei nicht der Rede wert. Für mich ist sie das allerkrasseste Mal von allen. Obwohl ich die Narben an der Brust viel häufiger im Spiegel sehe als jene am Bauch, habe ich ein anderes Verhältnis dazu. Woran das liegt, ist mir nicht klar. Vielleicht geht es anderen Frauen diesbezüglich anders als mir.

Ist der Grund, dass ich von Beginn an von der

Brustverkleinerung überzeugt war, zur Bauchdeckenstraffung aber bis heute eine Art Rechtfertigungsdrang verspüre? Oder ist es die Nähe zur Intimzone? Andererseits spielen die Brüste in Sachen Sexualität auch eine große Rolle. Ich habe keine Antwort darauf und bin mir fast sicher, eine neue Partnerschaft oder Sex mit einem Fremden würden ein Hemmnis für mich darstellen in Verbindung mit der Narbe *dort unten*. Auf das Verblassen dieses Wundmals freue ich mich jedenfalls am meisten.

Dann ist da noch der Bauchnabel – das Thema fand ich genau wie die Brustwarze vorher widerlich. Ich wollte am liebsten gar nicht daran denken, was am körperlichen Mittelpunkt passiert ist. Unvorstellbar, dass man den Nabel versetzt. Noch unvorstellbarer, dass ich emotional unbefangen mit der anschließenden Pflege klarkäme. Auch hier herrschte eine vollkommene Fehleinschätzung meinerseits. Das Ding war lediglich ein bisschen rot. Man sah so gut wie gar nichts, vom Gefühl völlig zu schweigen. Total normal, keine Veränderung, gänzlich unwichtig.

ICH ZIEH MICH AUS

Vor einem halben Jahr habe ich mir im Urlaub einen wunderschönen Rock mit hoher Taille gekauft. Er passte zwar von Anfang an, aber vor allem hatte ich ihn mir in Vorfreude auf die Brustverkleinerung gegönnt. Mit kleinen Brüsten würde er viel besser aussehen, denn ursprünglich endete er direkt unterm Busen. Da musste ganz schön gequetscht werden, um ein stimmiges Gesamtbild abzugeben. Nach der OP würde der Rock perfekt sein.

Inzwischen sind sieben Wochen vergangen, und ich ahne, was in Sachen High Waist Rock los ist: Ich werde den oberen Knopf nicht zubekommen. Grund ist nicht die Brust, sondern der Bauch! Der ist nämlich richtig dick und aufgebläht. Ich sehe aus wie in anderen Umständen und werde langsam nervös. Bleibt das jetzt etwa so? Schmerzhaft verhärtet ist er zwar nicht, aber das ist alles andere als normal. Verdammter Mist. Wie befürchtet, ist das Schließen des Rocks unmöglich. Ratlos stehe ich vorm Spiegel und wende mich hin und her. Trotz allem sehe ich unbekleidet besser aus als vorher aus. Die Rettungsringe sind schließlich weg. Dennoch trage ich nun so was wie ein Schwangerschaftsbäuchlein vor mir her. Na toll, da lässt man sich den Bauch straffen und ist hinterher dicker als zuvor!

Endlich verspüre ich seit Tagen keinerlei Bedürfnis mehr, den Kompressionsgurt anzulegen, und nun das. Soll ich vielleicht doch wieder mit Kompression anfangen? Habe ich mich übernommen bei langen Spaziergängen? Meinen Körper bei der ersten postoperativen Shoppingorgie in Leipzigs Innenstadt möglicherweise überstrapaziert? Verdammt, woran liegt es?

Es nutzt alles nichts, ich muss mich informieren. Bevor ich unnötig den Beauty-Doc nerve, schaue ich online nach und googele stundenlang. Siehe da: Das Problem habe nicht nur ich. In Foren beklagen viele Frauen das gleiche Problem. Wochen oder gar Monate nach der Operation sehen sie auf einmal dicker als vorher aus und bitten verzweifelt um Rat. Der fällt überall ähnlich aus: Das ist normal, kann dauern, bei manchen dauert das bis zu einem Jahr.

O Mann, wie frustrierend. Im schlechten Fall handelt es sich um Serome, also Wassereinlagerungen, aber meistens vergeht einfach etwas Zeit, bis sich das Lymph- und Verdauungssystem und die Wundheilung normalisiert haben. Ich entdecke keinerlei Beiträge, in denen es heißt: *Juchhu, nach einem Jahr ist der dicke Bauch endlich wieder weg!* Ein gängiges Phänomen – kaum einer meldet sich in Gesundheitsforen zu Wort, sobald es ihm besser geht, sondern ist vielmehr froh, mit dem Thema abschließen zu können.

Marcus schlägt vor, einen Termin in der Klinik zu vereinbaren, aber ich beherrsche mich und versuche, das Problem zu verdrängen. Vielleicht hängt es auch bloß wieder mit den Wechseljahren zusammen. Mein Hormonhaushalt ist seit langem durcheinander, und ich litt sonst auch mal unter einem Blähbauch – nur habe ich vor der Operation nicht so sehr drauf geachtet. Jetzt bin ich auf den Oberkörper fokussiert und nehme jede noch so kleine Veränderung wie unter dem Mikroskop wahr. Das ist schon etwas bescheuert, ich muss mich entspannen. Es gäbe außerdem schwerere Schicksale, als einige Monate eine Kugel vor sich herzuschieben.

Es dauert eine Woche, bis der Bauch wieder normal ist, fast flach. Nicht wie mit zwanzig natürlich, aber viel besser als in den letzten Jahrzehnten! Er ist so herrlich durchschnittlich und wie gemacht für eine Frau meines Alters. Sofort hebt sich meine Stimmung. Das Gewicht hat sich in den letzten Wochen übrigens überhaupt nicht verändert. Ich wiege konstant siebenundsechzig Kilo, vor der Operation waren es siebzig Kilo.

Sich dermaßen über die Wölbung seines Bauches zu definieren ist bescheuert und unreif, aber ich kann mein schlichtes Gemüt diesbezüglich nicht ändern. Beim Blick in den Spiegel strahle ich wie ein Honigkuchenpferd und ziehe wieder engere Klamotten an. Fortan, nehme ich mir fest vor, bleibe ich gelassen, wenn sich die Formen wieder verändern sollten. Es wird dann eh nur eine Frage der Zeit sein, bis es sich erneut normalisiert.

Dass ich neuerdings dermaßen auf meinen Oberkörper fixiert bin, finde ich selbst albern. Jahrzehntelang war ich nicht so, und jetzt, mit fast fünfzig, benehme ich mich schlimmer als ein Teenie. Was stimmt nicht mit mir? Ich glaube, es ist nicht nur die Strapaze der Operation, die sich, bitte schön, gelohnt haben soll. Es ist auch der unsichtbare Druck, den ich von außen spüre. Wer sich öffentlich macht, wird angreifbar.

Ich hatte früh beschlossen, direkt aus dem Bett in der Schönheitsklink ein Selfie plus Statement auf Instagram und Facebook zu posten. Das kostete mich etwas Überwindung, ging aber ganz fix und tat nicht weh. Der Text unter einem Foto von mir – ungeschminkt, fettige Haare, schwarzes Spaghettiträgertop und Kompressions-BH vorm Frühstückstablett im Krankenhausbett – lautete:

Guten Morgen, ihr Lieben, halb sitzend, halb liegend beim Frühstück in der Schönheitsklinik grüße ich euch alle und danke für die zahlreichen lieben Wünsche!

Ich hab mir nicht nur, wie angekündigt, die Brüste verkleinern lassen (aus medizinischen Gründen, aber natürlich auch vong Ästhetik her isses nice), sondern auch den Bauch straffen lassen (nicht medizinisch begründet, sondern mein eitler Wunsch – einmal wie Cher sein). War also eine sehr große OP, die nicht ohne ist, aber ihr kennt ja meine Geschichte (starke Abnahme, schwaches Bindegewebe), und ich hab mir Letzteres gegönnt (wobei von Gönnen noch nicht die Rede sein kann – aua!)

Die Ärzte und Schwestern hier sind ein Traum, sehr nett und kompetent. Ich bin froh und dankbar, diesen Weg zu gehen, der noch Monate dauert. Aber dann! Macht euch gefasst auf Neckholderkleider (wollte ich so gern zur Hochzeit tragen, ging aber wegen der Mördertitten nicht) und Hosen, in die ich endlich wieder Blusen stecken kann, ohne den Bauch einzuziehen und unbequeme Shapewear zu tragen!

Die Operation war am Dienstag, hat fünfein-
halb Stunden gedauert, und meine Haare hab ich
seitdem nicht gewaschen. Kompressionsstrümpfe
und die sechs Wochen lang Tag und Nacht zu tra-
gende Kompressionswäsche runden den Gesamtein-
druck ab. Wer schön sein will, muss leiden.

Mir geht's gut, und ich lieg dann mal weiter so
rum. Die Frankfurter Buchmesse findet dieses Jahr
daher ohne mich statt, aber Marcus kommt.

Zur Leipziger Buchmesse erscheint dann mein
Buch über meine Erlebnisse bei den Beauty-Docs.
Wie immer ehrlich und schonungslos. Danke an
das gesamte Klinik-Team, ich bin wirklich sehr
glücklich. Und hab endlich kleine Möpse!

Die Reaktionen waren überwältigend und durch-
weg positiv. Natürlich hatte ich Angst vor üblen
Kommentaren – ich bin schon lange in den sozialen Medien aktiv und habe schon einige Shitstorms
hinter mir. Längst weiß ich, welche Themen sofort
zu kontroversen Diskussionen führen oder gar in
Beschimpfungen enden. Kinder- und Hundeerzie-
hung, Klimakatastrophe, Flugreisen … Wenn ich
das Gefühl habe, auf meiner Facebook-Pinnwand
ist zu wenig los, muss ich nur einen kritischen ak-
tuellen Artikel über die katholische Kirche teilen,
schon bricht Gezeter aus.

Besonders in Sachen Diät bin ich mittlerweile mit fast allen Wassern gewaschen. Das war nicht immer so. Vor einigen Jahren hat es mir den Schlaf geraubt, wenn ich als *fette Sau, nicht ganz dicht in der Birne* und *essgestört* bezeichnet wurde. Heute lösche ich diese Leute einfach aus der sogenannten Freundesliste und habe meine Ruhe. Eine vernünftige Streitkultur hingegen schätze ich sehr. Immer nur mit dem Strom zu schwimmen und zu erwarten, dass jeder meine Meinung teilt, finde ich langweilig. Dass das Thema Schönheits-OP nicht bei jedermann auf Gegenliebe stößt, war mir klar. Zumal ich in meinem Buch *Ich kann auch schlank* inbrünstig behauptet hatte, ich würde mich nicht freiwillig unters Messer legen. Auch für meinen Sinneswandel rechnete ich daher mit umgehender Kritik.

Doch an diesem Tag blieb ich verschont. Man sprach mir Bewunderung für den Mut aus, das Thema öffentlich zu machen, es hagelte Genesungswünsche und unzählige liebe Kommentare. Das tat unglaublich gut. Selbst wenn man sich noch so oft einredet, dass unflätige Beschimpfungen wildfremder Personen einen nicht jucken, berühren sie einen auf einer anderen Ebene. Mit der Zeit wird man zwar abgebrühter und entwickelt Mechanismen zum Selbstschutz, aber wer dazu in der Lage ist, seine Emotionen komplett abzuschalten, ist vermutlich bereits tot.

Gegen den Abdruck von Vorher-nachher-Fotos im Buch entscheide ich mich dennoch. Ich kann den Anblick kaum ertragen und möchte später nicht dauerhaft damit konfrontiert werden. In meinem Diät-Tagebuch habe ich mich einst dazu hinreißen lassen und bereue das bis heute. Manchmal ahne ich nichts Böses und lerne neue Leute kennen, die meine Bücher gelesen haben. Wir sitzen an einer Kaffeetafel oder spazieren durch die Stadt, und jemand sagt aus heiterem Himmel: „Du sahst ja wirklich übel aus auf den Fotos! So dick! Toll, wie du abgenommen hast!"

Am peinlichsten finde ich das in privater Runde vor meiner Familie. Ich weiß dann gar nicht, wohin mit meiner Scham, stammele *Danke* und *Das ist aber nett* und wirke vermutlich souveräner, als ich bin. Doch wäre ich souverän, hätte ich mir eine Diät und eine Operation sparen können. Derlei Aussagen klingen in meinen Ohren nicht wie Komplimente – vielmehr möchte ich mein altes Ich beschützen und trösten: *Du siehst gar nicht übel aus, obwohl du dick bist und Hängebrüste hast. Hör nicht hin!*

Zwar weiß ich, dass die meisten es nicht böse meinen, aber ich komme damit einfach nicht klar.

Und natürlich gibt es auch Idioten, die ihre Kommentare durchaus böse meinen. Darauf lege ich noch weniger Wert und mache einen Fehler nicht zweimal.

HÖHENFLÜGE

Monate vor der Operation hatten Marcus und ich einen beruflichen Termin in Zürich vereinbart, auf den wir uns sehr freuten. Wir lieben die Schweiz und nutzen jede Gelegenheit, dorthin zu reisen. Umso besser, dass man uns als Workshopleiter zum Thema *Selfpublishing* buchte.

„Meinst du, du schaffst das?", hatte er mich seinerzeit gefragt. „Nicht, dass du dann körperlich noch nicht wieder fit bist."

„Selbstverständlich", entgegnete ich gelassen. „Sieben Wochen nach der OP bin ich natürlich wieder fit. Das ist doch eine halbe Ewigkeit. Wir können zwar bestimmt noch nicht den Uetliberg hochmarschieren, aber einen halbtägigen Lehrgang kann ich locker abhalten. Überhaupt kein Problem."

Je näher der Termin rückt, desto mehr weicht meine Zuversicht. Es wird nicht leicht, so viel steht mal fest. Zwar bin ich theoretisch endlich die

Kompressionswäsche los, doch praktisch schwillt nach einigen Stunden ohne den Gurt sowieso alles an. Manchmal fühle ich mich wie eine lebendige Wasserleiche. Diese blöden Wassereinlagerungen gehen mir gewaltig auf die Nerven.

Der Beauty-Doc hat mir geraten, während des Fluges die Wäsche zu tragen, was absolut einleuchtend ist – man muss nur an Kompressionsstrümpfe im Flugzeug denken, dann erschließt sich einem der Sinn. Außerdem möge ich die Sachen auch an anstrengenden Tagen anziehen, empfahl der Arzt. Ich hoffe, zumindest während unseres Workshops darauf verzichten zu können, damit ich nicht allzu blöd aussehe. Vor allem wünsche ich mir, überhaupt etwas von unserem fünftägigen Trip ins schöne Hotel am Fuße des Uetlibergs zu haben. Wir wollen spazieren und shoppen, ich hatte mich unglaublich auf den wunderbaren Spa-Bereich gefreut.

An Schwimmen ist noch überhaupt nicht zu denken, das ist mir seit Wochen klar. Aber zumindest der Whirlpool wäre nett gewesen. Jetzt nässt dieses doofe Loch an meiner linken Brust, und ich bezweifle, ob ausgerechnet ein Jacuzzi eine gute Idee ist. Normalerweise bin ich kein Angsthase, was Keime und Bakterien betrifft. Für Fußpilz und Hautkrankheiten bin ich nicht empfänglich und vertraue auf die natürlichen Widerstandskräfte. Ich marschiere barfuß in dreckige Campingduschen und trinke aus Getränkeflaschen, an denen vorher andere Leute rumgenuckelt haben. Das liegt vermutlich an meiner ländlichen Herkunft. Für mich gilt die Drei-Sekunden-Regel nicht – ich esse ein runtergefallenes Butterbrot auch noch, nachdem es eine halbe Stunde im Matsch gelegen hat.

Trotzdem beschließe ich, bei der angeblichen Keimschleuder Nummer eins – einem öffentlichen Whirlpool – kein Risiko einzugehen, obwohl der Beauty-Doc Entwarnung gegeben hat: Natürlich dürfe ich mit dem Mini-Loch in der Brust ins Wasser. Keine Ahnung, warum ich es dennoch nicht wage, ich habe ein ungutes Gefühl dabei. Traurig macht es mich trotzdem, denn ich liebe Wasser und lasse grundsätzlich kein Bad im Meer oder Pool aus. Vorsichtshalber packe ich den Badeanzug nicht in den Koffer, um es mir vor Ort nicht noch anders zu überlegen.

Ärgerlicherweise wird unser Flug mit der Lufthansa geändert. Statt eines Direktfluges von Leipzig nach Zürich müssen wir nun ab Frankfurt fliegen. Eine explizite Mitteilung darüber gibt es keine, wir erfahren es zufällig. Wir sind stinksauer, aber es lässt nicht ändern. Wir müssen in Frankfurt umsteigen.

An unserem Flughafen in Leipzig läuft noch

alles rund. Bei der Taschenkontrolle sage ich dem Kontrolleur beim Personencheck, dass ich einen Kompressionsgurt trage und lüpfe zur Veranschaulichung meine Bluse. Kein Problem – ich darf durchgehen. Im Flieger bin ich unentspannt. Irgendwie steht diese Reise unter keinem guten Stern, ich erkenne mich selbst kaum wieder und maule rum. Normalerweise stelle ich mich nicht so an, aber die Zeit ist noch nicht reif.

Als wir in Frankfurt ankommen und durch den riesigen Flughafen eilen, um den Anschlussflug nicht zu verpassen, bin ich bereits körperlich fix und fertig. Obwohl Marcus mein Gepäck schleppt, breche ich vorm Boarding fast zusammen. Ich bin in einer miserablen Verfassung und rappele mich nur mit Mühe und Not aus einem Liegesessel in einer Wartehalle wieder hoch, bevor es mit der zweiten Maschine weitergeht.

Mein ganzer Körper ist in Aufruhr, Beine, Bauch und Brüste geschwollen. Ich habe das Gefühl, sämtliche Körperflüssigkeiten sind gestaut, kann weder zur Toilette gehen noch heulen. Obwohl mir sehr danach zumute ist. So ein Mist! Irgendwie überstehe ich den Flug und bete inständig, bis übermorgen zum Lehrgang wieder fit zu sein.

Zum Glück ist ein paar Stunden später im Hotel alles so, wie wir es kennen und lieben. Vollkommen erschöpft ziehe ich mich aus und bleibe für den Rest des Tages im Bett. Das Essen lassen wir uns aufs Zimmer bringen und verdrücken unser Club-Sandwich mit Blick auf die Schweizer Berge. Mir kommen die Worte des Beauty-Docs in den Sinn. „Vergessen Sie nicht, dass das eine sehr große Operation war!" O nein, spätestens jetzt weiß ich es. Ich hatte die Strapazen deutlich unter- und meine Widerstandsfähigkeit überschätzt.

Marcus und ich erleben wundervolle Tage in Zürich, den Workshop wickeln wir reibungslos und ohne Zwischenfälle ab, und ich entspanne mich bei Massagen im Hotel – auf dem Rücken und der Seite liegend, denn bäuchlings ist es noch nicht möglich.

Dann kommt der Tag des Rückflugs. Im Hotel zwänge ich mich in die Kompressionswäsche und erkläre später bei der Sicherheitskontrolle am Zürcher Flughafen, dass ich einen entsprechenden Gurt trage. Marcus hat bereits die Kontrolle passiert und sammelt seine Utensilien vom Gepäckband zusammen.

„Ich hatte eine Bauchoperation und trage deshalb einen Kompressionsgurt. Möchten Sie ihn sehen?", frage ich und halte meine Hände entsprechend am Saum meiner Bluse bereit, damit ich diese auf Wunsch anheben kann.

Damit sich niemand erschreckt, lüpfe ich mein Oberteil wohlweislich nicht ohne die Erlaubnis der Sicherheitsleute. Doch mein Plan geht nicht auf. Die Schweizer finden meine Ankündigung offensichtlich nicht so normal wie die Leipziger. Inmitten der Gepäckbänder, Menschenmassen und Sicherheitsleute werde ich wie eine Schwerverbrecherin behandelt. Auch mal was Neues: Ich bin eine Verdächtige.

„Nein, Hände unten lassen!", verfügt eine Uniformierte und winkt hektisch einen Kollegen herbei.

„Kein Problem", sage ich. „Es ist nur ein Bauchgurt zur Kompression wegen einer Operation." Man hört mir nicht zu, sondern wird sehr streng.

„Ziehen Sie sich bitte aus!"

„Was? Hier?"

Ich soll mich mitten in dieser Menschenmasse ausziehen? Das kann nicht deren Ernst sein – es herrscht reger Betrieb und ist voll hier. Um den Gurt abzulegen, muss ich im wahrsten Sinne des Wortes die Hosen runterlassen.

„Ja, ziehen Sie Ihre Kleidung aus!"

Unglaublich. Ich beschließe, die Sache mit Humor zu nehmen und lache auf. Immerhin habe ich jetzt einen tollen, gemachten Body – kein Grund also, sich zu schämen. Hier wird mir die große Bühne geboten. Danke, liebe Schweiz! Würde ich nur ein glitzerndes Abendkleid tragen, wie Désirée Nosbusch damals bei der Moderation des ESC, als er noch Grand Prix Eurovision de la Chanson hieß – das wär's! Allemagne: douze points!

„Okay, wie Sie meinen", sage ich und rümpfe arrogant die Nase. Wenn schon Grande Dame, dann auch richtig. „Finde ich zwar etwas seltsam, aber bitte, wie Sie meinen … Umkleidekabinen oder so was in der Art haben Sie nicht zufällig?"

Mittlerweile haben sich mehrere Sicherheitsleute um mich versammelt. Einer scheint Mitleid mit mir zu haben, aber das ist nicht nötig. Mir geht's gut. Innerlich laufe ich zur Höchstform auf und überlege gerade, ob ich meinen Kompressions-BH auch noch zur Sprache bringen soll.

„Doch, haben wir. Geh mal mit ihr zur Seite", verfügt er gegenüber seiner gestrengen Kollegin.

Vielleicht ist er ihr Vorgesetzter. Sie stöhnt, weil sie mit mir extra zehn Meter entfernt zu einer kleinen Kabine gehen muss. Die Arme. All die Arbeit wegen einer Deutschen, die ihren Sprengstoffgurt als harmlose Kompressionswäsche ausgeben will. Mannmannmann.

Äußerst schlecht gelaunt beobachtet sie mich misstrauisch beim Entkleiden.

„Dauert das lange?", erkundigt sie sich. Angst hat sie jedenfalls nicht. Möglicherweise ist sie neidisch und hält mich für eine affektierte Kuh. Kann sie haben.

„Ja", erkläre ich knapp.

Sie seufzt theatralisch. „Na gut, machen Sie allein weiter. Und dann bringen Sie den Gurt rüber zu uns, damit wir ihn prüfen können."

„Dazu müsste ich mich ja erst wieder anziehen. Oder möchten Sie, dass ich nackt durch die Halle laufe?"

Würde ich nicht so schwitzen, bekäme ich langsam Spaß an der Sache.

„Dann warte ich eben hier und nehme ihn mit. Aber beeilen Sie sich."

Sie stellt sich vor die Abtrennung, ich reiche ihr den Gurt, sie dackelt damit fort, kommt wieder und gibt ihn mir zurück. Der Schweizer Flughafen kann mich ab sofort kreuzweise, zumal anschließend mit unserem Abflug alles schiefgeht, was nur schiefgehen kann. Als wir endlich einen halben Tag zu spät in Leipzig landen, ist unser Koffer verschwunden – nicht zum ersten Mal bei einem Flug aus Zürich. Zukünftig nehmen wir die Bahn, wenn wir ins Switzerland wollen.

* * *

Am meisten trieb mich vor der Operation die Frage um, wie lange es dauern würde, bis ich wieder ganz fit wäre. Heute kann ich sagen: neun Wochen. Nach neun Wochen schaue ich nicht mehr ständig auf die Narben und vergesse sie mehrere Stunden am Tag. Ich nehme zum ersten Mal nicht den Fahrstuhl, als ich unsere Wohnung im fünften Stock verlasse, sondern gehe die Treppe runter. Das hatte ich mir gar nicht explizit vorgenommen, dafür erst nach einigen Etagen gemerkt: Huch, ich gehe ja zu Fuß!

Es ist endlich so weit, dass ich wieder ganz normale Dinge mache, ohne darüber nachzudenken. Meine Schritte werden schneller, die Bewegungen fließender, und der Alltag kehrt zurück. Erleichtert atmet auch Marcus auf, weil er nicht mehr sämtliche Aufgaben im Haushalt übernehmen muss. Abends auf dem Sofa beim Kuscheln rutsche ich nicht mehr minütlich hin- und her, sondern nur noch alle zehn Minuten. Ich schlafe deutlich besser. Das Druckgefühl in den Brüsten, das mich bis vor anderthalb Wochen störte, ist verschwunden.

Die Narben passen sich meinem Körper an, so erscheint es mir zumindest. Ich beginne, mich an sie zu gewöhnen. Die auf der Brust fallen mir ohnehin so gut wie gar nicht auf, aber auch die beiden wulstigen Narben darunter normalisieren sich.

Brav massiere ich sie alle täglich, verzichte dabei allerdings seit einiger Zeit auf Narbensalbe. Ich habe eine sehr empfindliche Haut und finde keine Creme, die bei mir nicht zu Rötungen oder Juckreiz führt. Vielleicht ist es auch Einbildung, aber ich bin eh nicht so der Creme-Typ. Außerdem habe ich meine anderen Narben auch nie eingecremt. Ich bin in puncto Nachsorge sowieso eine Schlampe. Rückbildungsgymnastik habe ich nur dürftig betrieben, und ein Abo für ein Fitnessstudio ist bei mir rausgeschmissenes Geld.

Meine Narben müssen so verheilen, tut mir leid.

I LOVE MYSELF

Würde ich es noch mal machen? Das ist die Frage, die mir am häufigsten gestellt wird. Und die Antwort lautet eindeutig: Ja! Ja, ich würde es wieder tun, auch wenn die Schmerzen länger als erwartet meinen Alltag bestimmten und in den ersten Wochen die schlimmsten Befürchtungen übertrafen. Allerdings nur am Bauch, nicht am Busen.

Hätte ich gewusst, wie wenig mich die Brustverkleinerung juckt, hätte ich diese Operation viel früher hinter mich gebracht. Jahrelange Rücken-, Nacken- und Schulterschmerzen wären mir erspart geblieben, von all den Stunden bei der Physiotherapie ganz abgesehen. Ich hätte kein Geld für teure BHs ausgegeben und weniger Kummer vor dem Spiegel erlitten. All die Zeit, in der ich mich darum bemühte, meinen Hängebusen zu verstecken, hochzuzurren und zu kaschieren wäre besser investiert gewesen, wenn ich nur früher den Mut aufgebracht hätte.

Es wird einem nicht leicht gemacht, sich zu dieser Entscheidung durchzuringen, weil stets die Frage im Raum mitschwingt, ob man seine Gesundheit leichtfertig aufs Spiel setzt. Sogar mein Hausarzt – ein erfahrener Mediziner, dessen Meinung und offenen Worte ich schätze und dem ich voll vertraue – zeigte sich erstaunt und besorgt, als ich ihm bei einer Routineuntersuchung von meinem Plan berichtete.

„Ich lasse mir im Oktober die Brüste verkleinern", sagte ich und verschwieg wohlweislich die Bauchdeckenstraffung.

„Wieso das denn?" Irritiert warf er einen Blick auf meine Oberweite, die unter Pulli und BH versteckt war. Komplett unbekleidet hatte er mich noch nie gesehen. „Die sind doch gar nicht so groß."

„Na ja, Sie wissen ja selbst, wie oft ich neue Rezepte für manuelle Therapie brauche. Die Schulterschmerzen werden nicht besser. Eher schlimmer. Und, äh, doch … Die sind groß."

„Sie haben Ihren Entschluss bereits gefasst, oder?"

„Ja. Ich bin mir absolut sicher. Aber verraten Sie mir bitte gern trotzdem, was Sie dagegen haben."

„Ich würde es halt nicht machen."

Wir mussten beide lachen.

„Warum denn nicht?", fragte ich.

„Weil's hinterher oft scheiße aussieht."

Wie gesagt, ich mag klare Aussagen und nehme ihm seine Meinung überhaupt nicht krumm. Aber er weiß halt nicht, *wie* scheiße es vorher aussah. Männer haben vermutlich einfach keine Vorstellung davon, wie sehr Frauen unter einem hässlichen Busen leiden können. Selbst mein eigener Mann – ein visueller Typ, der die Augen ausschließlich zum Schlafen schließt – hat niemals auch nur für eine Sekunde gesehen, was ich sah. Für ihn war das ein normaler Busen, an dem gestillt wurde, der mehrere Jahrzehnte Lebenszeit auf dem Buckel hatte und eben einfach etwas hing. Nicht der Rede und schon gar nicht des Kummers wert. Genau genommen ganz im Gegenteil. Er fand ihn sogar gut. Bei aller Liebe nicht zu verstehen.

Nein, nein, wie ich es auch drehte und wendete, mich machte nicht nur der malade Rücken irre, sondern auch der Gemütszustand. Wohin sollte das buchstäblich noch führen? Bis zum Bauchnabel? Ich sehnte mich so sehr nach unkompliziertem Ankleiden. Von Jahr zu Jahr wurde es beschwerlicher. Besonders ärgerlich gestaltete sich der Kauf meines Brautkleides. Nun hatte ich so schön abgenommen – besonders oben rum bin ich paradoxerweise schmal gebaut und wäre Star auf jeder Schlüsselbeinparty (davon träumt man als Übergewichtige, die ich ja vor wenigen Jahren noch war), selbst die Oberarme können sich für mein Alter noch sehen lassen – und da scheiterten die tollsten Wunschvorstellungen an den Hängebrüsten. Brautausstatter und Schneiderin hielten mir Neckholderkleider und schulterfreie Lösungen vor den Latz, aber ich musste jedes Mal bedauernd den Kopf schütteln. Ich wusste, dass es sowieso nicht funktionieren würde, aber mir glaubte bis zum Schluss niemand, der mich nicht nackt kannte. Bekleidet entsprach ich einer schlanken Frau mit allgemein bekannten Formen.

„Sie müssen nur einen guten BH finden, dann klappt das", riet man mir in den Geschäften.

„Nein, wirklich nicht", widersprach ich. „Ich glaube, ich kenne inzwischen alle hochwertigen Modelle. Kein BH dieser Welt kann diese Stützkraft bieten."

„Aber so groß sieht Ihr Busen gar nicht aus!"

„Mag sein, aber das Problem ist nicht nur die Größe, sondern das Gesetz der Schwerkraft."

„Dann gehen Sie mal zu Frau Schmidt in der Meyerstraße, die findet garantiert den passenden Büstenhalter für Sie."

Bereitwillig fiel ich auf die neuerlichen Versprechungen der Schneiderinnen rein und suchte den x-ten Dessousladen auf. Weil ich halt so gern ein Brautkleid getragen hätte, in dem ich meine Brüste nicht verstecken musste. Weil ich schmale Schultern und Arme habe und es sich daher angeboten hätte.

„Guten Tag, ich suche Unterwäsche für mein weißes Brautkleid. Und zwar eine starke Miederhose, die alles wegdrückt, was nur geht. Und einen stützenden BH, den ich unter einem Neckholderkleid anziehen kann in Größe 80 E oder F."

„Das wird schwierig. Trägerlose oder Neckholder-BHs gehen eigentlich nur bis C oder maximal D, wenn sie was taugen sollen. Aber wir schauen mal, was sich machen lässt."

In der Umkleidekabine dann das ewig gleiche Drama: Es funktionierte nicht. Natürlich hätte ich mir die Träger fest um den Nacken schnüren können, bis zum Erreichen einer Genickstarre, aber als Braut war ich nicht wirklich scharf auf heftige Kopfschmerzen. Wie lange könnte ich meine Brüste hochbinden, ohne komplett durchzudrehen? Diese Variante schied also aus. Auch trägerlose Büstenhalter funktionierten bei der Cup-Größe nicht ansatzweise – ich hätte bereits nach einer Viertelstunde mit einem Bauchladen voller Brust dagestanden. Hinzu kam die Tatsache, dass die Angelegenheit möglichst wackelfrei und fest verpackt werden sollte.

Sogenannte Spacer-BHs waren das Beste, was ich für mich entdeckt habe, weil das Material meinen Busen umschloss und optimal beherbergte. Spacer-BHs gibt es aus guten Gründen nur in der klassischen Variante. Also aus der Traum von schulterfreien Kleidern. Ich entschied mich für einen seidenen Wasserfallausschnitt, in dem ich mich später sehr wohlfühlte, weil der Busen nicht im Mittelpunkt stand.

Mir ist vollkommen klar, dass ich die Einzige war, die ein Problem mit meinem Vorbau hatte. Alle anderen störte er nicht. Doch *ich* war diejenige, die Tag für Tag damit leben muss. Ich denke viel über Eitelkeit und mein Selbstbild nach. Bin ich wirklich übertrieben eitel? Ich denke nicht. Und selbst, wenn es so wäre – was ist so verwerflich daran? Wir gehen alle zum Friseur, lassen uns die Zähne richten und tragen gebügelte Kleidung. Nicht unbedingt notwendig, aber ein gängiges Verhalten, das von jedermann akzeptiert oder sogar gesellschaftlich gefordert wird. Nur in Sachen Schönheitschirurgie hinken wir Deutschen hinterher.

In anderen Ländern und Gesellschaftsschichten

verhält es sich nicht so. Für Koreaner, Südamerikaner und Hollywoodstars zum Beispiel gehört es zum guten Ton, was machen zu lassen. Wer dort mit schiefer Nase oder abstehenden Ohren rumläuft, kann sich eine Operation offensichtlich nicht leisten und ist arm dran. Körperliche Makel lässt man operativ richten, sofern es der Kontostand zulässt. Es ist nicht schlimm, keine Naturschönheit zu sein, aber es ist schlimm, diesen Umstand dauerhaft zur Schau zu tragen. So wie es sich hierzulande mit verfaulten Zähnen verhält, ist es dort mit Krähenfüßen. Das muss doch wirklich nicht sein!

Meine schlaffe Brust muss auch in Deutschland wirklich nicht sein – denkt zumindest ein großer Teil der jüngeren Generation. Junge Frauen gehen selbstbewusster mit Implantaten und Straffungen um als Leute meines Alters und ältere. Bereitwillig und wie selbstverständlich erzählen Mami-Bloggerinnen und moderne Influencerinnen auf Instagram von ihren Eingriffen. Sie entsprechen nicht dem Klischee der hohlen Tussi mit Schlauchbootlippen und ultralangen Glitzerfingernägeln, sondern sehen vollkommen normal aus. Ich ertappe mich selbst oft bei dem Gedanken: *Das hat die doch gar nicht nötig, die ist jung, schlank und wunderschön – wozu der Quatsch!* Dabei bin ich in den Augen Dritter kein Stück besser.

Meine Eltern zum Beispiel halten es für eine Schnapsidee, dass ich mich *unters Messer lege*. Sich freiwillig einer großen Operation zu unterwerfen – und dann auch noch für die Schönheit – kommt ihnen absolut leichtsinnig vor. Keine Frau meiner bodenständigen Familie mit ländlicher Herkunft käme auf diese verrückte Idee. Wieso auch? Körper werden älter, Falten bilden sich, Gewebe erschlafft, Hüften werden marode, und das Herz setzt aus. Klappe zu, Affe tot.

Stimmt ja auch alles, so ist das Leben. Die Alternative zum Nichtaltern ist das Sterben – keine Option für mich. Ich liebe das Leben und finde es äußerst spannend, wie sich Inneres und Äußeres verändern. Allerdings gefällt mir die Veränderung meines Innenlebens deutlich besser.

Man soll in Würde altern, meinen manche Leute. Heißt das, jeder, der seine grauen Haare färbt, ist würdelos? Sämtliche Verschönerungsmaßnahmen gegen den körperlichen Verfall sind narzisstisch? So einfach ist das meiner Meinung nach nicht. Früher galt man mit sechzig als steinalt. Heute hat man unter Umständen noch drei Jahrzehnte vor sich. Und ich bin noch nicht mal fünfzig. Ich soll also, um der gängigen Erwartung zu entsprechen, noch zwanzig, dreißig oder gar vierzig Jahre mit Brüsten ausgestattet sein, die mir

Schmerzen verursachen und fürchterlich aussehen? Warum, wenn es auch anders geht? Gilt es als sittenwidrig, mit siebzig auch unter den Klamotten noch knackig sein zu wollen?

Ich gebe ehrlich zu, dass ich in Sachen Bauchstraffung nach wie vor hin- und hergerissen bin. Die postoperativen Schmerzen und Beeinträchtigungen waren immens, ich hatte sie unterschätzt und in den ersten Wochen mehrmals gedacht, dass es vielleicht ein Fehler war. Andererseits war schnell zu erkennen, wie viel besser mein Oberkörper ohne zwei schwabbelige Rettungsringe aussieht. Meine gesamte Silhouette ist stimmiger geworden, und ich fühle mich endlich wohl im eigenen Körper. Es passt jetzt alles zusammen. Ich habe keinen trainierten Jungfrauenbauch, sondern eine altersgemäße Körpermitte – ich sehe einfach ganz normal aus. Genau so, wie ich es mir erträumt habe.

Mein Busen allerdings ist schöner und besser, als ich es mir in meinen kühnsten Träumen ausgemalt habe. Davon bin ich restlos begeistert. Schade, dass die Brust nicht für immer so schön bleibt, wenn das Bindegewebe erneut gnadenlos erschlafft. Womöglich wäre in zehn bis fünfzehn Jahren eine erneute Bruststraffung nötig, aber ich glaube nicht, dass ich es dann noch mal machen werde, weil nun alles wesentlich kleiner und kompakter ist. So schlimm wie vorher wird es nicht mehr werden. Bis dahin genieße ich die Zeit mit meinen Mega-Möpsen.

FROHES NEUES

Über Silvester gönnen wir uns eine Woche Urlaub in Dubai. Wir kennen die riesige Hotelanlage am Jumeirah Beach bereits aus einem vorherigen Urlaub und freuen uns wahnsinnig auf Sonne, leckeres Essen und freundliche Menschen. Ich bin inzwischen wieder voll hergestellt und könnte höchstens noch eine Extraportion Zuversicht gebrauchen, dass wirklich sämtliche Beschwerden der Vergangenheit angehören. Manchmal traue ich dem Frieden noch nicht ganz und mag kaum glauben, dass das schon alles war.

Die Kompressionswäsche packe ich vorsichtshalber ins Handgepäck, damit ich sie im Flugzeug anziehen kann, falls irgendwas anschwillt. Es schwillt aber nichts an, wie sich rausstellt. Meine normale Kleidung reicht völlig aus, und ich genieße jede Minute des Flugs mit Pralinen, einem Dokumentarfilm über Luciano Pavarotti und meiner neuen, superpraktischen Figur. Niemand sieht mir etwas an, aber mir wurde eine zentnerschwere Last von den Schultern genommen. Mein Leben ist leichter geworden. Nie wieder einschneidende BH-Träger, nie wieder das Bedürfnis, das lästige Tittengeschirr endlich von mir zu werfen. Stattdessen unkompliziertes An- und Ausziehen der unterschiedlichsten Kleidungsstücke.

Ich koste es beispielsweise aus, mir keine Gedanken mehr über meine Figur im Nachthemd machen zu müssen. Es hat sich vorher niemand beschwert, aber ich fand den Anblick scheußlich, wenn unter einem an sich hübschen und passenden Seidennegligé die Büste hing. Selbst beim Zubettgehen bin ich jetzt also zufriedener – es muss nicht immer die große Abendgarderobe sein, bei der ohnehin auf der Hand liegt, dass jetzt alles besser sitzt. Zur Silvesterparty in prunkvoller Dubai-Manier trage ich ein figurbetontes Kleid, das am Dekolleté transparent ist und das ich allein aus diesem Grund zuvor niemals hätte anziehen können.

Marcus und ich sind in der glücklichen Lage, häufig zu verreisen. Wir arbeiten und schreiben oft unterwegs – diesen Luxus, Job und Privatleben miteinander verbinden zu können, schätzen wir sehr und liegen darum seit Jahren vermehrt an Stränden und Pools. Was mich in diesem Zusammenhang extrem nervte, waren die Bikinis und Badeanzüge. Es war unmöglich, Oberteile ohne ge-modelte Cups in entsprechender Größe zu tragen. Ich schwimme gerne und bin eine richtige Wasser-ratte, aber dass ich dabei stets riesige Bügel-Ober-teile tragen musste, hat mich wirklich gestört.

Jetzt ist es so weit: Mein erster Badeurlaub mit neuen Titten und flachem Bauch. Dass ich mich für den Strand komplett neu einkleiden musste, stellte selbstverständlich kein Problem für mich dar. Bravourös meisterte ich die Aufgabe, zwei Ba-deanzüge und einen Tankini zu finden. Neuerdings sind sogar Umkleidekabinen kein Grund mehr für schlechte Laune. Mir passt so unfassbar viel mehr, obwohl es nur läppische drei Kilo weniger sind. Weil die Narben noch kein Sonnenlicht abbekom-men dürfen, habe ich mich vorerst gegen Bikinis entschieden. Ist praktischer, mich beim Sonnen nicht darum zu scheren, ob der Stoff am Unter-brustband hochrutscht und womöglich doch etwas freilegt.

Schwimmbewegungen fühlen sich noch ko-misch an. Beim Brustschwimmen scheue ich mich, die Beine froschartig auseinander- und wieder zu-sammenzubringen. Auch auf dem Bauch zu liegen vermeide ich bislang weitgehend. Darum habe ich mich bis jetzt auch nicht um Physiotherapie-Ter-mine gekümmert, obwohl meine Therapeutin mir das vor der Operation dringend ans Herz gelegt hat. Sie kennt meine Rücken- und Schulterprobleme am besten und hat mich jahrelang zweimal wöchentlich behandelt. Wenn die wüsste, dass meine Beschwerden weg sind! Ich mag es kaum beschreien, weil ich selbst denke, wie unglaublich das klingt. Aber es ist wahr: Selbst im Bereich der Schulterblätter tut nichts mehr weh – und da hatte ich eigentlich immer Schmerzen.

Ich glaube, die Sperre, bäuchlings zu liegen, ist eher in meinem Kopf als in der Realität zu finden. Tatsache ist, dass ich in diesem Urlaub weniger im Wasser bin als sonst. Dafür laufe ich umso mehr. Ich latsche am Strand an der Wasserkante auf und ab, spaziere mit Marcus durch orientalische Märkte, Shoppingmalls und die Hotelanlage und spüre, wie unglaublich gut mir diese Woche tut. Sie hat mir den letzten Anschub gegeben, um wieder ganz zur alten Form zurückzufinden.

Bevor wir abreisen, nehmen wir noch schnell ein paar Aufnahmen des traumhaften Hotel-Ressorts mit der Videokamera auf, um daraus hinterher einen Beitrag für unseren YouTube-Kanal *Schreibweh* zusammenzustellen. In den vergangenen Monaten ist meine Arbeit verdammt kurz gekommen – ging nun mal nicht anders, ich war zu schlapp. Lediglich zwei Filme über meine Erfahrungen zur Brustverkleinerung und Bauchdeckenstraffung habe ich hochgeladen. Und genau jene führten zu etlichen Klicks und einigen Interviewanfragen. Ich hatte seinerzeit beschlossen, das Thema in der Öffentlichkeit etwas ruhen zu lassen, weil ich mich bei der Berichterstattung vorwiegend auf dieses Buch konzentrieren wollte. Trotzdem freue ich mich über das rege Interesse vieler Frauen und habe inzwischen längst einen Großteil der Hemmungen über Bord geworfen.

Hin und wieder erreichen mich Beschimpfungen und Belehrungen via Facebook und Instagram (*„Nicht dein Ernst, du bist so peinlich!" - „Unverantwortlich, dass du Werbung für Bauchstraffungen machst, ohne auf die Risiken hinzuweisen!" – „Ich hätte dich nicht für so oberflächlich gehalten!"*), aber das ist vermutlich erst der Anfang. Nach der Veröffentlichung dieses Buches rechne ich mit vermehrten Wutausbrüchen und abschätzigen Kommentaren. Natürlich ärgere ich mich dann, ich bin kein Buddha und über alles erhaben. Trotzdem ist es mir ein echtes Anliegen, den überflüssigen Mantel des Schweigens vom Thema Schönheits-OP zu entfernen.

In privaten Nachrichten schreiben mir einige Frauen, dass sie selbst seit Jahren mit der Idee einer

Brust-OP schwanger gehen. Sie wissen jedoch nicht, ob sie es wagen sollen und warten auf eine konkrete Ansage vom Fachmann. In genau dieser Situation befand ich mich auch und schätze, da hätte ich noch sehr lange warten können. Wäre mir hingegen vorher jemand begegnet, der mir glaubhaft verraten hätte, wie unspektakulär er seine Reduktion der Möpse fand – wer weiß, vielleicht hätte ich es schon viel früher gewagt.

Ich möchte niemanden zu etwas überreden und habe mich bewusst dagegen entschieden, im Buch mit medizinischem Halbwissen zu glänzen. Zwar habe ich im Vorfeld diverse Veröffentlichungen namhafter Schönheitschirurgen verschlungen, mir Lippenbekenntnisse mehrerer Promis reingezogen und kenne meine eigenen umfangreichen Unterlagen, die mir vor der Operation zugesandt wurden, in- und auswendig – aber ich bin nun mal Betroffene und keine Ärztin. Inzwischen kann ich mit einigen Fachbegriffen um mich werfen und weiß genau, mit welcher Methode man sich Fett absaugen lassen sollte (und mit welcher nicht), doch das können Experten fundierter und besser erklären als ich. Ich konzentriere mich auf die Berichterstattung von der Front und bereue nur eines: es nicht schon viel früher gemacht zu haben.

Schmerz lass nach

Das Schwierigste an der ganzen Sache war, überhaupt eine Entscheidung zu treffen. Ich hatte mir monatelang den Kopf darüber zerbrochen, ob ich die Operation wirklich wagen sollte und fand keine Antworten auf die zentralen Fragen: Welche Schmerzen erwarten mich? Glich es einem Kamikazekommando, sich in einer Kombinations-Operation die Brust verkleinern und den Bauch straffen zu lassen? Vielleicht sollte ich besser eins nach dem anderen statt beides gleichzeitig erledigen lassen? Unter Umständen hätte ich mir den Traum vom fettschürzenfreien Bauch abschminken und mich auf die Wiederherstellung ansehnlicher Titten konzentrieren sollen. Wer gab mir eine Marschrichtung vor? War ich dem Beauty-Projekt überhaupt gewachsen? War ich gar verrückt?

Doch niemand gab mir vollumfängliche Auskunft. Zwar ist die kosmetische Chirurgie in aller Munde, und jeder hat eine Meinung dazu, aber detaillierte Erfahrungsberichte von Betroffenen scheinen Mangelware zu sein. Ich wollte doch nur wissen, wie andere Mittelschicht-Frauen es empfinden.

Also googelte ich. Auch wenn es verpönt ist: Ich googele ständig. Die Internet-Suchmaschine hilft mir bei allem, was ich wissen will; das ist für mich wie ein Hobby, und beruflich nutze ich es als Autorin ohnehin. Ich liebe das Internet. Falls jemand eine x-beliebige Person ausfindig machen möchte, soll er nur mich fragen. Im Rumschnüffeln macht mir so schnell keiner was vor, ich finde virtuell alles und jeden.

So dachte ich zumindest bis zu dem Tag, als ich Suchbegriffe wie *Brustverkleinerung und Bauchdeckenstraffung in einer OP*, *Kombi-Operation* oder *Schmerzen in der Schönheitsklinik* in meinen Computer eingab. Überrascht stellte ich fest, dass man verdammt wenig dazu rausbekommt. Ich googelte, als ginge es um mein Leben. Erneut Fehlanzeige. Kaum jemand lässt sich gleichzeitig die Brüste und den Bauch operieren und berichtet darüber. Das wenige, was ich fand, klang grauenvoll.

Viele Frauen schreiben, wie schmerzhaft allein die Brustverkleinerung sei. Nie im Leben täten sie sich parallel auch noch den Bauch an. Umgekehrt das Gleiche: Bauch sei schon schlimm, aber dazu noch die Brust – unvorstellbar! Hier und da gab es ein paar knappe, wenig informative Erfahrungsberichte. Das war's.

Ich löcherte beim Beratungstermin in der Schönheitsklinik den Facharzt für Plastische und Ästhetische Chirurgie. Bei dem klang es schon ganz anders: „Sie müssen eben wissen, dass Sie nicht nur zwei, sondern drei Wochen ausfallen. Etwa."

Zwei Wochen für die Brüste, eine weitere für den Bauch. Mehr nicht? Das erschien mir nach den Schreckensberichten im Internet ziemlich optimistisch. Doch selbst wenn ich es großzügig aufrundete, klang es immer noch nicht besonders fürchterlich. Auch nicht, falls der ganze Mist acht statt sechs Wochen dauern würde. Oder neun statt fünf … egal. Mein Körper würde immerhin nicht zwei belastende Vollnarkosen verkraften müssen. Vor allem würde ich nur einmal leiden – von mir aus richtig schlimm –, aber anschließend wäre ich für alle Zeiten mit dem Thema durch. Dass ich mir nicht zusätzlich die weiteren Problemzonen Oberschenkel und Po geben würde, stand für mich sowieso von Anfang an fest. Diese runzeligen Schwabbelkörperteile sind mir schnuppe und stören mich nicht.

Eines war mir allerdings immer noch nicht

klar: Wer konnte mir bloß verraten, wo ich auf einer Skala von 1 bis 10 den Schmerz einordnen könnte?

Ich habe schon einiges in Bezug auf Krankheiten erlebt, vor allem habe ich eine jahrzehntelange Migränekarriere hinter mir. Diese fiesen Attacken ließ ich aus meiner persönlichen Schmerzstatistik raus und konzentrierte mich auf postoperative Befindlichkeiten. Ohne großartig nachzudenken, wusste ich sofort, was ich am heftigsten fand: meine Gebärmutterentfernung, die bereits über zehn Jahre zurücklag. Zum dritten Mal wurde die Kaiserschnittnarbe geöffnet und in mir rumgewühlt. Seinerzeit befand ich mich noch im Angestelltenverhältnis und war acht Wochen lang krankgeschrieben. Psychische Probleme wegen meiner künftigen Gebärunfähigkeit hatte ich keine, vielmehr war ich wahnsinnig erleichtert, als das blutige Elend ein Ende hatte. Ich brauchte allerdings ewig, um wieder auf die Beine zu kommen, zumal sich mein Eisenmangel nicht von heute auf morgen regulierte. Die Schmerzen in den Tagen nach der Operation waren nicht von Pappe und stärker als nach den beiden Kaiserschnitten. Meine Gallenblasen- und Knie-Operationen beeindruckten mich hingegen nicht sonderlich.

Tägliche Schmerzen gehörten früher wegen der Migräne zu meinem Leben. Ich bin bis heute über jeden unversehrten Tag froh, obwohl die schlimme Zeit mehr als sechs Jahr her ist. Von durchschnittlich zwanzig Migränetagen im Monat sind nur wenige Tage im Jahr übriggeblieben. Richtig übles Leid verdrängt man zwar, aber vergessen kann man es nie. Sollte ich mich jetzt also freiwillig zurück in dieses Tal begeben, wo ich doch genau wusste, wie ätzend es sein kann, wenn buchstäblich alles schmerzt?

Es half nichts: Ich musste darauf vertrauen, dass ich es irgendwie körperlich wegstecken würde. Immerhin hatte ich zahlreiche Erfahrungsberichte über die einzelnen Operationen gefunden, in denen es nicht dramatisch klang. Deutlich kristallisierte sich bei meiner Recherche jedoch heraus, der Bauch sei schlimmer als die Brust.

Monate später kann ich diese Erfahrung bestätigen. Die Schmerzen sind immens und halten einen wochenlang vom Schlafen ab. Meine vorherigen Operationen waren allesamt nicht so unangenehm wie diese. Ich würde es trotzdem wieder machen, bereue absolut nichts und bin unglaublich froh, den Schritt gewagt zu haben. Aber man sollte sich sehr viel Zeit nehmen. Bei mir dauerte es insgesamt neun Wochen, bis ich wieder einen normalen Alltag hatte mit einigen nicht unerheblichen Abstrichen.

Nach neun Wochen schaffte ich wieder eine große Spazierrunde, wachte nicht mehr regelmäßig auf, weil irgendwas drückte, zwickte und zwackte, und ich hatte wieder Sex ohne Angst, dass etwas aufreißt. Dieses Thema wird etwas unter den Teppich gekehrt, genau wie der Dauerbegleiter Blähungen. Dinge, über die man als Patientin schon gern Bescheid wüsste. Zwar darf man nach sechs Wochen offiziell wieder alles Mögliche anstellen, aber der Hinweis, man möge auf seinen Körper hören und geduldig sein, ist knifflig umzusetzen. Ich jedenfalls wusste nicht, was das konkret bedeutete. Ist es bereits zu spät, wenn der Bauch plötzlich hart wie ein Brett wird? Oder ist das nur ein Warnzeichen? Mich haben solche Momente geängstigt, auch wenn sie nicht häufig vorkamen. Der Zeitraum der Unsicherheit war überschaubar, aber das wusste ich ja vorher nicht. Ich hatte Angst, dass dieser Status monate- oder gar jahrelang so bleiben könnte.

Vielleicht kann ich mit meinen Erfahrungen etwas Licht ins Dunkel bringen. Meine subjektiven Erlebnisse und Empfindungen ersetzen natürlich keinen medizinischen Rat. Sämtliche Ängste und Folgen betreffen nur mich, ich habe alles genau so durchlebt und gefühlt. Mir ist es wichtig, unverblümt aufzuschreiben, wie es mir ergangen ist, denn ich hätte mir selbst möglichst viele ehrliche Schilderungen gewünscht, als ich nicht wusste: Wie ist denn nun so eine Schönheits-OP wirklich? Wie doll tut das weh? Lohnt es sich, oder sieht man hinterher keinen großen Unterschied? An was muss man vorher denken?

Nach einem Vierteljahr war der Spuk dann tatsächlich komplett vorbei. Sämtliche körperlichen Beschwerden verschwanden. Ich konnte endlich wieder schwimmen und war genauso schnell wie zuvor zu Fuß unterwegs. Lediglich beim Heben schwerer Lasten hielt ich mich noch etwas länger zurück – ob das übertrieben war, weiß ich selbst nicht so genau, aber es fühlte sich richtig an. Außerdem sehe ich meinem Mann so gerne zu, wie er mit dem Dyson Staubsauger durch die Wohnung läuft.

Die Narben werden noch lange zu sehen sein und verblassen erst im Laufe der Jahre. Ein Jahr lang dürfen sie keinem direkten Sonnenlicht ausgesetzt werden. Sie verschönern den Körper nicht und werden für den Rest meines Lebens Zeugnis über einen großen medizinischen Eingriff ablegen. Wie ich damit umgehen würde, wenn ich dreißig Jahre jünger wäre, weiß ich nicht. Ich glaube aber, dass mir selbst als Teenager die Narben weniger peinlich als das hängende Gewebe gewesen wären.

Eine Bikini-Schönheit war ich sowieso noch nie. Wenn ich früher im Freibad meinen Platz vom Handtuch verlassen musste, um zum Becken zu gehen, habe ich mich geschämt. Heute ist das für mich nicht mehr nachzuvollziehen – ich sah vollkommen normal aus, hatte einen durchschnittlichen Körper und hätte mich glücklich schätzen können. Doch das getrübte Selbstbild war mein ständiger Begleiter. Zwei Jahrzehnte später gab es zumindest augenscheinliche Gründe für meine Komplexe. Sie waren zwar unnötig, aber es hing und schwabbelte tatsächlich an allen möglichen Stellen. Ich bedauere es sehr, meine Kinder viel zu selten ins Schwimmbad begleitet zu haben, weil ich nicht über meinen Schatten springen konnte.

Der Feigheit verschaffte ich zu viel Raum, dadurch konnte sie sich genüsslich ausweiten. Leider teile ich diese fatale Selbstwahrnehmung mit vielen Frauen und Männern. Bodyshaming ist kein hohler Modebegriff, sondern in unserer Gesellschaft Realität. Ich würde gern behaupten, ich stünde über den Dingen und innerer Frieden sei mir wichtiger als die äußere Hülle. Tatsache ist jedoch, dass ich mich attraktiver, wohler und gesünder fühle, wenn meine Gestalt dem gängigen Erscheinungsbild entspricht. Damit gehöre ich nicht zu einer Randgruppe, sondern zum Durchschnitt. Fast alle wollen gut aussehen – so sind wir eben geprägt.

Dank der fantastischen Arbeit meines Beauty-Docs und seines Teams habe ich mit fast fünfzig Jahren ein völlig neues Körpergefühl erlangt. Niemals hätte ich mit einer so extremen Verbesserung meiner Lebensqualität gerechnet. Ich fühle mich pudelwohl und stehe dazu, dass bei mir was gemacht wurde. Endlich bin ich zu Hause im eigenen Körper.

UND JETZT NOCH EINMAL IM SCHNELLDURCHGANG

1. Der Beratungstermin

Nein, auf gar keinen Fall will ich mir das antun! Meine Idee der Bauchdeckenstraffung war hirnverbrannt. Ich will mir, wie ursprünglich geplant, lediglich die Brüste richten lassen und fertig. Mit der Fettschürze muss ich wohl oder übel zukünftig weiter klarkommen. Ich kann den Gedanken nicht ertragen, dass mein Bauchnabel versetzt wird. Das ist zu viel des Guten; mir genügt schon die Vorstellung des Brustwarzenumzugs vollkommen.

Während der Beauty-Doc in seinem Büro auf einer Couch vor mir sitzt und mit einem Maßband Brust und Bauch erfasst, formuliere ich innerlich meinen Entschluss vor. Ich habe zu viel Angst vor einer Abdominoplastik. Große Wundflächen, heftige Schmerzen, Infektionsrisiko … Die Negativliste ist ohnehin schon lang. Aber seit ich vom Versetzen des Bauchnabels weiß, sind bei mir die Schotten dicht. Geht nicht, ich kneife. Außerdem weiß man ja gar nicht, ob es sich wirklich lohnt. Sieht und spürt man den Unterschied hinterher so sehr, dass der Aufwand überhaupt gerechtfertigt ist?

„Danke. Sie können sich wieder anziehen und Platz nehmen. Ich möchte Ihnen jetzt am Tablet Fotos von vergleichbaren Patientinnen zeigen", unterbricht er meine Gedanken.

Spannend! Auf der Homepage gibt es keine Vorher-nachher-Bilder zu sehen. Finde ich gut. Hier werden keine unrealistischen Erwartungen mithilfe wunderschöner Modelkörper geschürt, sondern man geht individuell auf jeden Einzelnen ein. Bestimmt käme sonst so manch einer auf die Idee, nach einer Operation genauso aussehen zu wollen wie die Dame auf Bild Nummer fünf der Webseite.

Der Beauty-Doc sortiert am Tablet vor, um mir Frauenkörper zu zeigen, die meinem ähnlich sind oder bei denen die gleichen Körperteile operiert wurden. Bei den Aufnahmen fehlen die Gesichter. Gebannt betrachte ich die Fotografien, während der Arzt ruhig und ausführlich erklärt, was gemacht wurde. Ich bin sprachlos und fasziniert.

Wie unterschiedlich Frauenkörper sind, das ist unfassbar! Jung, alt, breit, schmal, mit Bauchnabelpiercing, makellos bis auf die Hängebrust, wunderschön bis auf die Hautlappen und so weiter und so fort. Ich kann mich nicht sattsehen und sauge jede Erläuterung begierig auf. Mich erstaunen diverse Sachen. Zum Beispiel habe ich nicht gewusst, dass bei manchen Frauen der seitliche Brustansatz weit hinten beginnt, also quasi unter der Achsel. Was für ein ungerechter Mist, die Natur ist nicht fair. Wer dann zusätzlich noch mit einem Riesenbusen gestraft ist, sieht von ganz allein breit und dick aus, auch wenn der Rest durchtrainiert und schlank ist. Plastische Chirurgen können nicht zaubern, sondern helfen vielmehr, solche Brüste so optimal wie möglich in Form zu bringen.

Es überrascht mich, wie viele junge Frauen eine Fettschürze mit sich rumschleppen. Das hatte ich überhaupt nicht gewusst. Meiner Wahrnehmung nach litten darunter hauptsächlich Ältere. Ich kann mich nicht daran erinnern, in meiner Zeit als junge Mutter andere Frauen mit solch einem Bauch gesehen zu haben. Wobei meiner damals ebenfalls noch längst nicht so schlimm wie heute war. Und trotzdem habe ich mich vor jedem Schwimmbadbesuch gedrückt. Kneifen all die Leidensgenossinnen womöglich auch, sodass niemand ahnt, wie schlimm es um unzählige Frauenbäuche steht?

Bislang hatte ich die Meinung vertreten, das sogenannte *Mommy Makeover* – die chirurgische Rundumerneuerung für Mütter nach der Entbindung – sei ein oberflächlicher und typisch amerikanischer Blödsinn. Wieso will man den natürlichsten und wundervollsten Vorgang der Welt verstecken, anstatt stolz auf diese Glanzleistung zu sein? Als aufgeklärte und emanzipierte Frau war ich selbstverständlich dagegen. Doch jetzt bröckelt mein vorgefasstes Bild. So einfach ist das nicht. Was ich auf dem Tablet sehe, kann durchaus Grund für Scham und Komplexe bieten. Nicht nur im Schwimmbad oder beim Sex, sondern ganz allein vorm heimischen Spiegel.

„Sie sind ja so still", sagt der Beauty-Doc.

Obwohl wir uns erst eine Dreiviertelstunde lang kennen, schätzt er mein Schweigen passend ein. Ich bin schwer beeindruckt. Mit solchen Unterschieden im Vorher-nachher-Vergleich hätte ich nicht gerechnet. Sie sind enorm.

„Ich bin vollkommen begeistert. Ich kann mir beim besten Willen nicht vorstellen, in wenigen Monaten auch so auszusehen."

„Ja, ich weiß. Es wird aber so sein. Ihre Silhouette wird sich deutlich verbessern. Sie werden zum Beispiel ganz anders im Abendkleid aussehen."

Im Abendkleid? Darauf bin ich noch gar nicht gekommen, aber er hat recht. Was für ein toller Gedanke!

„Eben dachte ich noch, dass die Bauchstraffung

für mich gestorben ist. Aber jetzt, wo ich die Bilder sehe, habe ich meine Meinung wieder geändert. Der Effekt ist der Wahnsinn. Das sieht alles großartig aus."

„Die Fotos sind jeweils direkt vor der Operation entstanden und dann sechs Monate später. Daran kann man gut erkennen, wie sich die Narben innerhalb eines halben Jahres entwickeln. Im Laufe der Zeit werden sie natürlich noch blasser. Komplett verschwinden sie aber nie."

Auf mich wirken sie harmlos und stehen in keiner Relation zum schlaffen Gewebe auf den Vorher-Bildern. Beim besten Willen kann ich mir nicht vorstellen, dass irgendjemand seinen Hängebusen oder -bauch hübscher als die Narben findet. So blöd kann niemand sein.

Ich erfahre, dass man auf dunkler Haut die Wundmale länger sieht als auf blassem Teint. Liegt daran, dass sie irgendwann aufhellen und sich dann entsprechend abheben. Das Interesse am Tablet ist ungebrochen, und ich würde am liebsten noch stundenlang fremde Körper betrachten, weil die Ergebnisse so unglaublich gelungen sind. Die Brüste sehen operiert nicht wie künstliche Gebilde aus, sondern natürlich. Unvorstellbar, dass ich bald auch wieder so sein darf. Es sprengt meine Vorstellungskraft. Am stärksten beeindrucken mich aber die Aufnahmen der Bäuche. Ich bin völlig geflasht. Scheiß auf den Bauchnabel. Ich will auch so einen Bauch.

„Herr Doktor, ich habe mich entschieden. Ich nehme bitte einmal alles."

2. Der OP-Tag

„Soll ich mit reinkommen?", flüstert Marcus, als der Beauty-Doc mich aus dem Wartezimmer zu sich ruft.

„Nein, danke, ich geh alleine. Wahrscheinlich werde ich angepinselt und fotografiert. Bis gleich!"

Er passt auf meine Reisetasche auf, in der sich die Klinikklamotten für die kommenden Tage befinden. Nach der Vorbereitung durch den Arzt im Behandlungszimmer beziehe ich ein Stockwerk höher mein Patientenzimmer. Dorthin begleitet Marcus mich noch, anschließend fährt er nach Hause – um mich einen halben Tag später wieder zu besuchen. Dann vermutlich reichlich erledigt.

O Gott, ich bin so aufgeregt. Jetzt geht es wirklich los, es gibt kein Zurück.

„So, guten Tag, dann wollen wir mal!", begrüßt mich der Doktor gut gelaunt. „Alles okay bei Ihnen?"

„Bestens!", lüge ich.

„Hervorragend. Ziehen Sie sich bitte bis auf den

Slip und die Socken aus, ich hol derweil meinen Filzstift, um Sie einzuzeichnen. Sie können dann bitte auf der Liege Platz nehmen."

Hach, immer wieder peinlich. Es wird nicht einfacher, je öfter man es macht. Aber dafür bin ich ja hier. Damit es nicht mehr so peinlich ist.

Ich lege mich hin, in etwa so wie auf einem Gynäkologenstuhl. Nicht komplett flach, sondern so, dass man zugucken kann. Der Beauty-Doc nimmt Maß und erklärt mir, was er wo und auf welche Weise wegschneidet. Ich bin nicht mehr in der Lage, sinnentnehmend zuzuhören, aber nicke gespielt verständig und brumme „Aha" und „Okay". Wie aus einschlägigen TV-Formaten bekannt, verwandelt sich mein Oberkörper in eine Landkarte.

„Da gehen wir entlang", erläutert der Fachmann und malt einen breiten blauen Strich bauchabwärts. „Und dann verläuft hier der Schnitt … Ja. Super wird das. Können Sie bitte aufstehen und sich da drüben hinstellen?"

Er strahlt übers ganze Gesicht. Ich glaube, er liebt seinen Beruf genauso wie ich meinen. Während ich aus Worten ein stimmiges Bild konstruiere, schafft er mit den eigenen Händen etwas Schönes. Ich hoffe zumindest, dass es schön wird.

Artig postiere ich mich im Raum. Hinter mir zieht der Doc eine dunkle Jalousie die Wand entlang bis zum Fußboden herunter. Fototermin. In gut einem halben Jahr gehöre ich zu den gesichtslosen Vorher-nachher-Modellen auf dem Tablet. Ob dann auch jemand so begeistert von meiner Veränderung sein wird? Mein Körper dient vorerst weiter als Leinwand und wird mit allerhand Strichen und Markierungen verziert. Und dann wird geknipst. Von vorne, von links, von rechts, fertig.

„Wunderbar. Wenn Sie sich was übergezogen haben, begleitet eine Schwester Sie nach oben in Ihr Zimmer. Wir treffen uns später im OP-Saal."

„Au ja, ich freu mich schon."

3. Sechs Wochen später

Endlich! Diesem Tag fiebere ich seit der Operation entgegen. Ich kann den Moment kaum erwarten, an dem ich den Kompressionsgurt loswerde. Dieses Marterinstrument stellt das größte Problem für mich dar, vierundzwanzig Stunden am Tag, sechs Wochen lang.

Inzwischen weiß ich zwar, dass ich hin und wieder auch in den kommenden Wochen darauf zurückgreifen muss – zum Beispiel beim Fliegen oder an besonders anstrengenden Tagen –, aber dann habe ich es selbst in der Hand, für wie viele Stunden ich den Gurt trage. Besonders beim Schlafen und Essen wird es eine Erlösung sein. Dies ist ein bedeutsamer Tag für mich. Ich habe es geschafft. Mir geht es viel besser, der Bauch bläht sich nicht mehr täglich auf, und ich habe seit Wochen keine Schmerzmittel benötigt.

Mein Leben normalisiert sich, ich genieße meinen neuen Körper und gerate in einen Shoppingrausch allererster Güte. All die tollen Sachen, die mir jetzt passen und in die ich einfach so, ohne lange zu überlegen, schlüpfen kann – es ist ein einzigartiges Glücksgefühl. Ich glaube, niemand, der nicht selbst einmal übergewichtig oder aus der Form geraten war, kann sich das Ausmaß vorstellen.

Die Palette der Auslöser ist groß. Seien es schlichte Sportleggings, in denen der Bauch nicht mehr mit langen T-Shirts bedeckt werden muss oder stinknormale Badeanzüge ohne passende Büste für die Brust. Oder Blusen, bei denen nicht die Knopfleisten das Hauptkaufkriterium sind. Ich könnte ein ganzes Kapitel mit Beispielen füllen, doch mir ist klar, wie oberflächlich das klingt.

* * *

Nachdem der Beauty-Doc mich untersucht hat, überrascht er mich mit der Ankündigung, Fotos machen zu wollen. Damit hatte ich gar nicht gerechnet, *ach du Schande!* Ich verspüre Freude und Aufregung zugleich.

„Ist das nicht erst nach einem halben Jahr so weit?", frage ich in Erinnerung an die Bilder, die ich einst beim Beratungsgespräch gesehen habe.

„Da auch, das ist richtig", antwortet er und trifft vorbereitende Maßnahmen. Dunkle Hintergrund-

Jalousie runterziehen, Fotoapparat bereitlegen, irgendwas am Laptop suchen. „Zwischendurch dokumentieren wir das aber auch."

O Gott. Gut, dass ich keinen riesigen Slip trage. Das auch nur, weil ich zur Feier des Tages ohne Kompressionsgurt aus der Praxis zur Straßenbahn marschieren will und mich endlich wieder wie eine Frau fühlen möchte anstatt wie ein Sumoringer.

„Ich hab mir heute noch mal Ihre Fotos von vor der Operation angeschaut", sagt er und verkneift sich offenbar weitere Kommentare.

Vielleicht unterschätzt er mich, aber wenn ich eines kann, dann ist es, zwischen den Zeilen zu lesen. Er denkt: *Sie sahen echt mies aus, das hatte ich ganz verdrängt.* Möglicherweise bilde ich es mir nur ein, aber so was in der Art geht ihm durch den Kopf. *Natürlich sah ich mies aus, das weiß ich selbst,* führe ich trotzig das lautlose, gehirngekoppelte Gespräch fort.

„Kann ich die Fotos haben?" Fast erschrecke ich mich beim Klang meiner eigenen Stimme.

„Na klar. Am besten, Sie bringen beim nächsten Besuch einen originalverpackten USB-Stick mit. Wegen Datenschutz."

„Okay. Darf ich die Vorher-Bilder denn jetzt schon mal sehen? Ich bin neugierig."

Der Doc schaut mir kurz überrascht in die

Augen, und wendet dann den Blick wieder zum Laptop, wo er nach meinen Aufnahmen sucht.

„Wenn Sie das wirklich wollen …"

„Natürlich! Wieso denn nicht? Ich freu mich doch total, dass es jetzt anders aussieht. Die alten Bilder können mich nicht schocken. Ich weiß doch, wie ich aussah."

„Könnte emotional werden."

„Haha, Sie brauchen mich doch nicht zu warnen!", töne ich.

Wie naiv von mir. Ich dackle in Unterwäsche zu ihm und schaue aufs Display. Mein loses Mundwerk versagt abrupt, als der Arzt durch die Bildergalerie klickt.

„O Gott", stammle ich. „Verdammt."

Was ich erblicke, ist absolut schockierend.

Der Doc wird ernst. „Auch da oben am Bauch ist ziemlich viel weggekommen", sagt er einfühlsam. Hab ich mir die Telepathie also wirklich nicht eingebildet. Er weiß, was ich denke.

Ich nicke nur. Ich habe tatsächlich vergessen, wie übel es oberhalb des Bauchnabels aussah. Unterhalb genauso. Der Busen dito. Der obere Teil des Bauchs … Schlimm. Meine Pupillen huschen hin und her, scannen den Monitor, doch das Gesamtbild scheint nicht im Hirn anzukommen. Ich bin nicht in der Lage, die Datenmenge zusammenzufügen, so sehr überrollt mich der Einblick auf meinen einstigen Anblick.

Mir schießt das Wasser in die Augen. Es ist schwer zu ertragen, dass ich vor sechs Wochen noch so aussah. Um meine Fassung zurückzuerlangen, wende ich mich ab und schaue nicht bis zum Ende durch. Der Arzt schließt diskret das Programm. Ich bin ihm unendlich dankbar.

„Das reicht", sage ich und schlucke die Tränen runter. Dies ist der Moment, an dem ich endgültig davon überzeugt bin, dass meine Entscheidung goldrichtig war.

4. Ein halbes Jahr später

Wenn ich nicht bald mit dem Shoppen aufhöre, wird mir die Kreditkarte gesperrt. Es ist schlimm, wie viel Geld ich für Dessous ausgebe, aber es macht einfach solch einen Spaß! Bügel-BHs trage ich immer noch nicht, weil die Unterbrustnarben stören würden. Ich habe allerdings auch kein Verlangen danach und genieße diese Lebensphase, in der ich komplett auf Büstenhalter verzichten könnte. Nichts muss gestützt werden, der fabelhafte innere BH funktioniert wie ein Mix aus Push-up und Implantat. Wer weiß, wie lange noch, also sollte ich mich langsam mal nach schulter- oder rückenfreien Kleidern umsehen, bevor das Zeitfenster sich für immer verschließt …

Kurz nach vierzehn Tagen Urlaub in der Sonne soll der Abschlusstermin in der Schönheitsklinik stattfinden. Körperlich geht es mir blendend, seit Monaten habe ich keinerlei Beschwerden mehr. Ich werde dem Beauty-Doc erzählen, dass mein Buch fast fertig ist und im Moment der Untersuchung quasi das letzte Kapitel geschrieben wird. Schon bald kann ich ihm und der Klinik ein paar Taschenbuchexemplare zukommen lassen. Diese Nabelschau fällt mir nicht leicht – nicht nur die Leser werden private Details und äußerst intime Gedanken erfahren, sondern auch alle Mitarbeiter der Klinik. Es ist immer ein Unterschied, ob fremde Leute meine Bücher lesen oder solche, die ich persönlich kenne. Ein ehrliches Buch mit brisantem Inhalt zu veröffentlichen, ist schwierig, aber ich habe mir nun mal fest vorgenommen, auch die peinlichen Einzelheiten nicht zu verschweigen.

Für mich ist das Thema Schönheitsoperation humorvoll und respekteinflößend zugleich. Vieles betrachte ich mit einem Augenzwinkern – wer das nicht erkennt und jedes Wort auf die Goldwaage legt, dem ist sowieso nicht zu helfen. Bei meinem Arzt mache ich mir keine Sorgen, dass er bestimmte Passagen in den falschen Hals bekommt. Auch wenn sich alles so zugetragen hat, wie ich es beschrieben habe, führte ich natürlich keine Gesprächsprotokolle, sondern bediene mich meiner Erinnerung. Manches ist gewollt überzeichnet und überspitzt formuliert, damit der heitere Grundton erhalten bleibt. Der Gang zum Beauty-Doc findet seine Ursache schließlich nicht im

Kampf ums Überleben. Ich war nicht schwer-
krank, sondern lediglich unzufrieden. Für meinen
Geschmack sah ich doof aus. Es gibt wahrlich
Schlimmeres ...

... ABER SCHLIMMER GEHT'S IMMER

An dieser Stelle endete mein vorläufiges Manuskript. Ich wollte es morgen, am 20. März fertigstellen, nachdem ich beim Arzt gewesen war. Doch es kam anders, denn Corona übernahm die Führung über unser Leben. Die Krise hält die gesamte Welt in Atem. Einfach alles um uns herum verändert sich, nichts ist mehr, wie es gestern war. Vor zwei Wochen lag ich noch in Dubai am Strand und nahm an, dass die Epidemie irgendwie weiterzieht. Dass wir zwar betroffen und beschädigt sein könnten, aber nicht an Dinge wie Ausgangssperre, Existenzängste und Wirtschaftskrise denken würden. Ich habe mich komplett geirrt. COVID-19 ist die größte Herausforderung seit dem Zweiten Weltkrieg, wie es Bundeskanzlerin Merkel in einer bewegenden Ansprache an die Nation formulierte.

Mir geht es wie jedem anderen: Ich muss Termine absagen, Buchungen canceln, lang Geplantes über den Haufen werfen. Ich mache mir Sorgen um die Gesundheit meiner Familie, weiß nicht, ob es zu verantworten ist, sie in der nächsten Woche zu meinem fünfzigsten Geburtstag quer durch die Republik anreisen zu lassen – falls es bis dahin nicht ohnehin verboten ist –, kann nicht schlafen, weil der Kopf so voll ist. Was soll nur werden? Ich bin abgelenkt und unkonzentriert, switche fassungslos zwischen Nachrichtenportalen und WhatsApp hin und her. Was für ein absoluter Albtraum.

Morgen wollte ich zu Fuß zur Schönheitsklinik gehen, weil ich mich momentan wegen der Ansteckungsgefahr in keine Straßenbahn setzen möchte. Ich bin froh, wenn der Termin abgehakt ist und ich das letzte Kapitel abschließen kann. Das Buch ist ansonsten fertig, bereits lektoriert und korrigiert.

Von der bisherigen Vorfreude auf den Termin beim Beauty-Doc ist kaum noch etwas übrig. Zwar bin ich gespannt auf die Fotos und habe einen USB-Stick besorgt. Außerdem liegt eine große Packung *Merci*-Schokolade und eine Danke-Karte für die Klinik bereit. Aber ich kann an nichts anderes als Corona und die damit zusammenhängenden Probleme denken. Plötzlich ist das Thema Äußerlichkeiten wieder dahingerückt, wo es eigentlich sowieso hingehören sollte: in die Rubrik der Nebensächlichkeiten.

Na ja, das ist ein bisschen geflunkert; eine Heilige wird aus mir nicht mehr werden. Ich bin froh, dass ich mein Gewicht trotz Völlerei im Urlaub und Corona-Frustfressgelage halten konnte und morgen eine ordentliche Figur vor der Kamera des Beauty-Docs abgeben werde.

Die Rede der Kanzlerin hat seine Wirkung nicht verfehlt: Die Innenstadt ist im Gegensatz zu gestern wie leergefegt. In gespenstischer Atmosphäre besorge ich mir vorsorglich in der Apotheke des Einkaufszentrums *Höfe am Brühl* Paracetamol, weil vermutet wurde, dass die Einnahme von Ibuprofen bei Corona-Symptomen kontraproduktiv sein könnte. Ich bin zwar gesund und vertraue dieser Erkenntnis nicht ganz, aber man weiß ja nie. Auch wenn wir noch kein Toilettenpapier gehamstert haben, plane ich einen Vorratskauf von lilafarbenen Schokoladen-Osterhasen ein Stockwerk tiefer sowie meinem Lieblingsmüsli im Bio-Markt. Wer weiß, wie lange dort noch geöffnet ist.

Mann, bin ich froh, dass der Eingriff bereits ein halbes Jahr hinter mir liegt. So muss ich mich in diesen furchterregenden Zeiten nicht auch noch mit postoperativen Befindlichkeiten rumplagen. In der Apotheke stehen die Mitarbeiter offensichtlich unter großer Anspannung. Eine Angestellte füllt unter Aufsicht eines Kollegen irgendwelche Formulare aus, eine andere bedient mich ernst durch eine neuerdings im Kassenbereich montierte Plexiglasscheibe, und die Apothekerin erklärt einer Kundin, dass ihr Antibiotikum erst nachmittags vorrätig ist. Bloß raus hier, die Stimmung ist geradezu apokalyptisch.

Mit zwei Schachteln Paracetamol in der Hand verlasse ich die Apotheke und trete in den menschenleeren Flur des Shoppingcenters, als mein Handy vibriert. Ich erkenne die Nummer der Schönheitsklinik sofort.

„Hallo, Frau Wendt-Hünnebeck. Sie ahnen bestimmt, weshalb ich mich melde …"

„Ja, ich fürchte schon", antworte ich seufzend. „Hallo, wie geht es Ihnen denn?", frage ich die Chefsekretärin.

„Mir geht es gut, dem Arzt auch, aber wir müssen leider den Termin für morgen trotzdem absagen."

„Verdammt. Ich denke seit Beginn der Woche darüber nach, ob ich anrufe und mich erkundige, ob es bei dem Termin bleibt."

„Dann hätte ich Ihnen gesagt, dass es so ist", erklärt sie. „Wir haben erst seit heute die Anordnung. Gilt ab sofort. Tut mir leid. Oder haben Sie Beschwerden?"

„Nein, gar nicht, alles gut. Aber ich schreibe ja

ein Buch darüber, und das sollte das letzte Kapitel werden. Ist natürlich ein Luxusproblem und nicht wirklich tragisch."

Wir reden noch ein bisschen, bevor wir das Gespräch beenden. Nachdenklich gehe ich in Richtung Rolltreppe. Was mache ich jetzt mit dem Buch? Ursprünglich war geplant, mich extra zu beeilen, um es kurz nach dem Urlaub veröffentlichen zu können, damit ich im Anschluss das nächste Projekt in Angriff nehmen kann. Für Mitte April war nämlich ein dreiwöchiger Fastenurlaub in Spanien anvisiert. Dafür hatten wir extra unseren YouTube-Kanal eröffnet, um ein Videotagebuch und anschließend ein geschriebenes Buch über unsere Erlebnisse zu präsentieren. Doch auch hier macht Corona uns einen Strich durch die Rechnung – wir haben die Reise jetzt in den Juli verlegt und hoffen, bis dahin wieder fliegen zu können. Da es sich bei den Unterkünften um medizinische Einrichtungen handelt, sind sie ohnehin geöffnet.

Ich müsste mich jetzt also nicht mehr zwingend mit diesem Manuskript beeilen, aber beschließe trotzdem, einen Cut zu machen. Brüste und Bauch sind vollkommen okay, dafür benötige ich keine ärztliche Bestätigung. Im Vorbeigehen sehe ich im Schaufenster eines Klamottenladens ein dunkelgrünes Kleid. Ist das etwa ein Neckholderkleid?

Nach Shopping steht mir nicht der Sinn, außerdem sind die Geschäfte derzeit ohnehin geschlossen. Ich gehe weiter, um die restlichen Lebensmitteleinkäufe zu erledigen.

Aber wenn das alles hier vorbei ist, schau ich nach dem Kleid.

NACHWORT

Liebe Leserinnen und Leser,

vielen Dank, dass Sie mein Buch gekauft haben! Hat es Ihnen gefallen? War ein entspannter Lesegenuss überhaupt möglich, oder entfalteten die Bilder im Kopf eine fast schon abschreckende Wirkung?

Mir ging es nämlich mitunter so, wenn ich im Internet nach Informationen zum Thema Schönheits-OP googelte. Hui, heftig! Schnell stellte sich für mich heraus, dass eine Bilder- oder gar Video-Suche keine gute Idee war. Besonders Aufnahmen von Bauchdeckenstraffungen sprengten den Rahmen des Erträglichen. Ich beschloss, nicht alles wissen zu müssen. Wozu gibt es schließlich Chirurgen, die den blutigen Anblick gewohnt sind? Verdrängung war mein Mittel der ersten Wahl.

In meinem privaten Umfeld und in den sozialen Medien fällt mir auf, wie unterschiedlich die Leute damit umgehen, dass bei mir *was gemacht* wurde.

Die meisten scheinen meine Offenheit zu bewundern und stellen mir genau jene Fragen, die mir auch von Anfang an auf den Nägeln brannten. Aber es gibt auch Leute, denen deutlich anzusehen ist, wie peinlich sie es finden. Ich glaube, sie denken: *Wenn man's schon nötig hat, zum Beauty-Doc zu gehen, sollte man zumindest die Klappe halten und die delikaten Einzelheiten verbergen.*

Ich finde, das bleibt jedem selbst überlassen – wir leben schließlich in einem freien Land. Es gibt so viele verschiedene Gebiete, die der eine höchst privat findet und der andere zu seinem Lieblingsthema erklärt. Während ich beispielsweise ungern darüber spreche, was sich in meinem Schlafzimmer abspielt, sind viele Mitmenschen diesbezüglich offenherziger. Bedeutet das, einer ist ein anständiger Spießer, während der andere ein abscheuliches Plappermaul ist? Mitnichten. Jeder hält es eben unterschiedlich und hat vielleicht das Gefühl, etwas Transparenz könne nicht schaden. Es tut niemandem weh, wenn Themen erörtert werden, über die man selbst gar nichts wissen möchte. In meinem Fall bedeutet dies konkret: Wer es für verrückt hält, mit solch einer Privatangelegenheit hausieren zu gehen, muss sich nicht durch ein ganzes Buch quälen, sondern hätte das schon vorher wissen können. Man betritt schließlich auch keinen Reitsportladen, wenn man Pferde hasst. Aber manchmal steckt ein kleiner Voyeur in uns allen.

Sollte Ihnen *Ich hab was machen lassen* ein paar unterhaltsame Stunden bereitet und vielleicht sogar Mut gemacht haben, freue ich mich über eine Rezension im Internet. Gern können Sie mir auch eine E-Mail schicken an

kirsten.wendt@outlook.de.

Ich beantworte jedes Schreiben und mag den Kontakt zu meinen freundlichen Leserinnen und Lesern sehr.

Vielen Dank und herzliche Grüße,
Ihre *Kirsten Wendt*